小心胃癌缠上你

陈世耀　马丽黎　著

沈韵之　绘

U0294887

 人民卫生出版社

图书在版编目（CIP）数据

小心胃癌缠上你 / 陈世耀，马丽黎著 .—北京：
人民卫生出版社，2018
ISBN 978-7-117-27056-4

Ⅰ.①小… Ⅱ.①陈…②马… Ⅲ.①胃癌－防治－
问题解答 Ⅳ.①R735.2-44

中国版本图书馆 CIP 数据核字（2018）第 148147 号

人卫智网	www.ipmph.com	医学教育、学术、考试、健康，
		购书智慧智能综合服务平台
人卫官网	www.pmph.com	人卫官方资讯发布平台

小心胃癌缠上你

著　　者：陈世耀　马丽黎
出版发行：人民卫生出版社（中继线 010-59780011）
地　　址：北京市朝阳区潘家园南里 19 号
邮　　编：100021
E - mail：pmph @ pmph.com
购书热线：010-59787592　010-59787584　010-65264830
印　　刷：三河市潮河印业有限公司
经　　销：新华书店
开　　本：889×1194　1/32　印张：4.5
字　　数：94 千字
版　　次：2018 年 12 月第 1 版　2018 年 12 月第 1 版第 1 次印刷
标准书号：ISBN 978-7-117-27056-4
定　　价：35.00 元
打击盗版举报电话：010-59787491　E-mail：WQ @ pmph.com
（凡属印装质量问题请与本社市场营销中心联系退换）

前言

　　胃癌是我国最常见的恶性肿瘤之一，2017年的最新数据表明，胃癌在我国的发病率居所有恶性肿瘤的第二位，仅次于肺癌。高发年龄在 41~60 岁之间，男性多于女性，近年来青年人和65岁以上的老年人胃癌发生率有上涨趋势。进展期胃癌预后差，死亡率高，对人类的健康和生存造成极大的危害，给社会和家庭带来了巨大的经济负担和生活压力。因此，如何发现早期胃癌、降低胃癌死亡率、提高患者生活质量，早期诊断是关键。

　　在我们的临床实践中，发现部分胃癌患者在就诊前数月甚至数年即有相关不适症状，因未重视，一拖再拖，等就诊时已为时过晚，失去了最佳的治疗时机。尽管目前网络信息发达，很多医学常识可由大众自行搜索获取，但由于各网络平台水平良莠不齐，不仅未能提供正确科普知识，反而可能因错误导向带来严重后果。

　　本书以诙谐的语言、问答的方式，结合生动的漫画图谱，深入浅出，详细介绍了胃的解剖、功能、胃癌前病变、胃镜检查相关事项以及胃癌诊治等一系列的相关医学知识，以帮助普通群众增强胃癌筛查意识，扫除大家对于胃癌认识的盲区和误区，早就医，早诊治，提高早期胃癌的检出率，改善胃癌患者的生存质量，降低胃癌的死亡率。

目 录

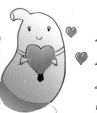

71　**第 5 章**
了解胃癌，先了解这些胃部病变

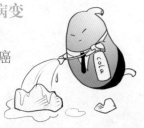

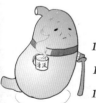

103　第6章
你知道吗，有些胃癌可以不开刀的

125　第7章
胃，平时正确养，病时及时治

1

第 章

胃癌，以为很了解，
其实并不懂

胃在人体的哪个位置

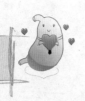

胃位于上腹部，体表投影相当于两侧肋弓组成的夹角之间的部分，胃的右侧和上部为肝脏，左侧有脾脏，后壁下部与胰腺相邻。如果将腹部划分为四个区域来看，左侧偏中上的部分这一区域的疼痛，最有可能来自胃。胃的位置常因体型、体位以及胃的虚盈情况不同而有些许变化，矮胖型者胃的位置较高、瘦长型者胃的位置较低，仰卧位时胃的位置也会上移。

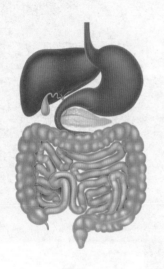

世说新语

胃的左邻右舍，房前屋后这下你该了解了吧。

胃的结构与形态是怎样的

　　胃是一个空腔脏器，外形有如人们背在胸前的包裹袋，有两壁、两缘和两口。两壁即前壁和后壁。两缘分为上缘和下缘，上缘为凹缘，较短，又称胃小弯，其最低点有较明显的转角，叫胃角切迹，胃镜下这一部位又称胃角，下缘较长，称胃大弯。胃与食管连接处为入口称贲门，胃与十二指肠连接处为出口称幽门。解剖学上将胃分为四个部分，靠近贲门的部分叫贲门部；贲门平面以上，向左上方膨出的部分称胃底；胃角切迹到幽门的部分称胃窦或幽门部；胃底和胃窦之间的部分称为胃体。

　　我们可以用房屋墙壁的四层结构来帮助理解胃壁的组

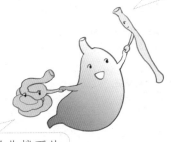

你好，我是你楼上的邻居，我叫食管。

你好，我是你楼下的邻居，我叫十二指肠。

织结构和功能。墙壁最外面一层为涂料或大理石砖；第二层是最牢的钢筋混凝土结构，最坚韧；第三层内墙石灰或水泥组成的较松散结构，其内布满各种线路和水管；第四层内墙涂料或木板结构，表面放置了很多电线插座或各种功能开关。

胃壁的结构正如房屋的墙壁一样分为四层结构，从外到内分别为：外层浆膜层，是一膜状结构；第二层肌层，是保持胃的形态和发挥蠕动功能帮助消化食物最重要的一层；第三层黏膜下层，其内分布了丰富的血管、淋巴管和神经末梢，如同墙壁内的各种线路；最内层为黏膜层，由单层高柱状上皮细胞组成，其中含有各种发挥功能的细胞如腺体细胞，分泌黏液覆盖在胃黏膜表面，可保护胃不受胃酸和胃蛋白酶侵蚀，还有壁细胞分泌胃酸、主细胞产生胃蛋白酶原帮助消化食物等。

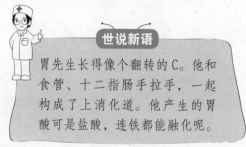

世说新语

胃先生长得像个翻转的C。他和食管、十二指肠手拉手，一起构成了上消化道。他产生的胃酸可是盐酸，连铁都能融化呢。

胃的功能是什么

胃是食物的加工厂，是食物消化吸收的前站。我们一日三餐吃进去的食物，经过口腔咀嚼等粗加工后，进入胃，经过胃的蠕动搅拌和混合，加上胃内消化液中大量酶的作用，最后食物变成糊状的混合物，进入肠道进一步消化和吸收。所以胃是人体重要的消化器官。

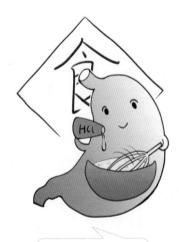

胃的功能是什么？

世说新语

如同机器猫的大口袋一样，胃就是个储物袋，同时还顺便把吃进去的食物全打成糊糊了。

胃癌是如何发生发展的

在胃的恶性肿瘤中，95%是腺癌，也就是我们通常所说的胃癌。胃癌的发生是胃黏膜上皮细胞形态和功能发生变化，生长失去控制的结果。胃癌的发生是一个缓慢的过程，普遍接受的发病学说是从慢性胃炎、胃腺体萎缩、胃黏膜肠腺化生、异型增生到早期胃癌、进展期胃癌、胃癌周围浸润再到远处转移。从异型增生到早期胃癌是一个转变过程，肿瘤组织一旦突破黏膜下层到达固有肌层就意味着随时可发生浸润转移。

没有谁会阻拦我。

世说新语

癌细胞原来只是众多细胞中的一个"小混混"，当"免疫失衡"时，这个"小混混"开始无限制地自由生长，无法无天的它们，不停地壮大自己，最后发展成"黑社会集团"——胃癌。"黑帮"不是一夜组建的，一般建成需要10～30年。

胃癌会遗传吗

　　虽然遗传因素在胃癌发病中的作用不及大肠癌，但胃癌的家族史仍是一个重要的危险因素。因为胃癌具有明显的家族性聚集倾向。研究发现，胃癌在某些家族中发病率非常高，胃癌患者亲属的患病率比对照组高4倍。有专家指出：有胃癌家族史的人群，发病率高于普通人群2~3倍。

　　那有人就会问了，是不是家里有了胃癌患者，就一定会遗传给下一代？当然不是的。其实我们强调的是更容易发生癌症的倾向性，大量的研究表明胃癌的发生与多种因素有关，如饮食习惯、居住环境和生活方式等。

世说新语

　　有其父必有其子，说的是性格、品行父亲与儿子相似，当然这一切的根源还在于基因。胃癌的家族聚集性也是这个理，如此看来胃癌还真有所谓的"遗传性"呢！

胃癌的发生可能与哪些因素有关

✿ 饮食、环境因素

胃癌的病因与各地方的饮食习惯密切相关，经常食用霉变、腌制、熏烤等食物，或过多摄入食盐，都可能增加胃癌发生的危险性。所以大家要养成良好的生活习惯，拒绝垃圾食品，多吃新鲜水果、蔬菜。新鲜蔬菜含有维生素C、维生素 A、维生素 E 以及酚类，维生素类具有抑制胃肠道肿瘤作用，酚类有一定的抗癌作用。

✿ 吸烟

烟草及烟雾中含有多种致癌和促癌物质，如苯并芘、二甲基亚硝胺、酚类化合物等。我们都知道吸烟与肺癌有关系，殊不知胃癌也有它的"功劳"。

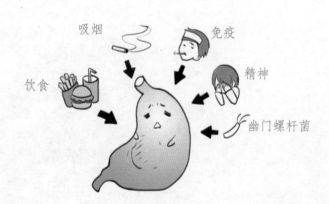

☆　遗传因素

胃癌有家族性聚集的倾向。

☆　免疫因素

近年来发现，免疫功能低下的人胃癌发病率较高。从而表明机体的免疫机能障碍，对癌症的免疫监督作用降低，也是发生癌症的因素之一。

☆　精神心理因素

精神心理因素也是胃癌的一项重要危险因素，精神过度刺激和好生闷气者较易发生胃癌，这可能与情绪低落导致自身免疫功能低下有关。

☆　幽门螺杆菌感染

通过流行病学的调查，胃癌发病率与幽门螺杆菌（Hp）感染率呈正相关，Hp 感染者胃癌发病率是非感染者的 6 倍。

☆　胃部其他疾病因素

萎缩性胃炎和肠上皮化生被认为可能是最主要的癌前病变；腺瘤样息肉虽并不认为是主要的癌前疾病，但患此症者胃癌发病率较高；良性胃溃疡与胃癌的关系，是一个经常有争议的问题，虽然可观察到良性溃疡的边缘有癌发生，但也有不少专家学者认为两者之间无病因上的联系。

世说新语

罗马不是一天建成的，"小混混"也不是一天变成"黑社会"的。长期吃垃圾食品、吸烟、免疫功能低下、抑郁、幽门螺杆菌感染等均是胃癌的帮凶。

什么是早期胃癌

早期胃癌是指胃镜和病理检查发现胃癌病灶局限于胃内壁的浅表层。胃内壁的第一层黏膜层或第二层黏膜下层病变范围相对较浅和较小，一般还无或仅有局部淋巴结的转移，患者尚无或仅有轻微的胃部不适症状，不容易被检查发现。经3～4年缓慢发展为有明显胃部不适症状和转移的中晚期胃癌，早期阶段如能够及时发现和切除病变就能取得好的疗效。

生活不止眼前的器官，还有远方的器官。

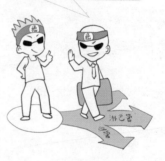

世说新语

胃先生家的"黑社会"暂时在胃壁的第一层和第二层活动，基本上还没有脱离原来的组织出去"漂洋过海"，就是早期胃癌。当"黑社会"们通过淋巴管和血管开始流窜，直到它们找到了一个新器官，在那里又是一番开天辟地，最终创立了一个新的帮派分舵，那就是癌细胞转移。

如何早期发现胃癌

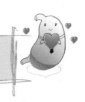

做到以下三点是早期发现胃癌的重要措施。

早防 早查 早治疗

☆ 在胃癌高发区进行普查，可以采用粪便隐血试验进行筛查。

☆ 对胃癌高危人群进行定期检查。年龄 >40 岁、有胃癌家族史、胃肠道息肉史、反复幽门螺杆菌感染未能根除、胃黏膜巨大皱襞、胃大部切除（残胃）史、慢性萎缩性胃炎伴有肠化生或者异型增生等都列入高危人群，需在医生指导下每 1 年或者每 2 年接受胃镜检查 1 次。

☆ 出现前面提到的报警症状，应及时就医并安排相关检查。

世说新语

为了胃先生的幸福，早期检查、早期发现胃癌很重要，尤其高危人群更不能放松警惕。

发现早期胃癌的意义是什么

胃癌是全球最常见的消化道恶性肿瘤，我国是胃癌高发国，每年胃癌新发病例约 40 万例，死亡约 35 万例，新发和死亡病例均占全世界胃癌新发和死亡病例的 40%，居全球首位。

人们之所以谈胃癌色变，是因为胃癌患者在早期多无明显临床症状，而到出现典型症状再就医时通常已为中、晚期胃癌，这时候已错过了早期治疗胃癌的最佳时机。这

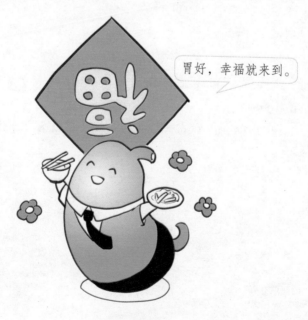

胃好，幸福就来到。

个时候即使接受了以手术、化疗为主的综合治疗，5 年生存率仍低于 30%。患者生活质量低、预后差，家人还要承受沉重的心理和经济压力。究其原因，最主要的还是胃癌的发现和治疗错过了最佳时机。

我国尚未大规模开展胃癌普查和筛查的工作，目前进行较多的是对门诊有症状的患者做胃镜筛查，总体上与日韩两国相比早期胃癌诊断率差距明显。据统计，我国早期胃癌诊断率仅为 10%～15%，远远低于日本的 70% 和韩国的 50%。

早期胃癌筛查的意义在于通过早期发现，可达到早期治疗，进而提高胃癌治愈率的目的。若筛查出早期胃癌，通过内镜手术和（或）外科手术治疗，患者存活 5 年的机会超过 90%。

世说新语

妈妈说，胃是决定家庭幸福的器官之一。发现早期胃癌，进行早期切除，不仅创伤小，还可以活得长。

为什么早期胃癌诊断率较低

有些人认为上腹部出现隐痛、饱胀、嗳气等症状时只是普通胃病，去趟药店买点非处方药就以为给自己治好了胃病；有些人讳疾忌医，一听到医院就害怕，不愿去医院检查；有些人对胃镜检查有恐惧心理，觉得难以承受，拒绝检查；有些人对医疗费用有所顾虑，也有些每年都做健康体检的人却忽略了胃部针对性的检查。绝大多数胃癌早期无明显症状，或仅仅出现上腹不适、嗳气等非特异性症状，常与胃炎、胃溃疡等胃慢性疾病症状相似，易被忽略。综合多种原因导致目前我国胃癌的早期诊断率仍较低。

所以要提醒大家的是胃部出现症状时应及时就诊，必要时要结合胃镜检查做进一步的诊断，检查后没有什么大的问题是最好不过的，即使有问题也能及时将其扼杀在摇篮中。有胃癌家族史的高危人群更应定期复查，这是让胃癌无处遁形的关键。目前较为可行且易于被接受的诊断策略是先采用非侵入性诊断方法，筛选出胃癌高风险人群，继而再进行有目的的内镜下精准检查。

世说新语

很多早期胃癌没有症状、没有症状、没有症状！而发现早期胃癌只有通过胃镜检查。

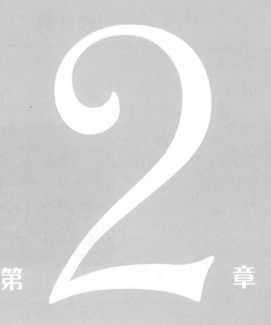

第 2 章

纵你虐我千百遍，我仍待你如初恋

——幽门螺杆菌

什么是幽门螺杆菌

幽门螺杆菌是一种细菌，20世纪80年代从胃炎患者的胃窦黏膜组织中发现，是一种革兰阴性杆菌，光学显微镜下呈S形或螺旋状，电镜下可见一端有鞭毛。

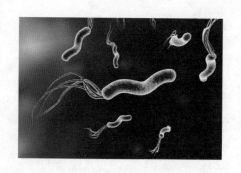

幽门螺杆菌的英文为Helicobacter pylori，简称Hp，因此临床上很多报告上简写为Hp。

因为幽门螺杆菌对生长环境要求非常苛刻，各种常用

身材妖娆的幽门螺杆菌

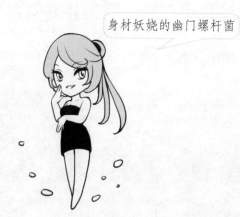

的消毒剂都能将其杀死，在室温空气中只能存活数小时，该菌产生尿素酶丰富，能分解尿素，这也是呼气实验检查是否有幽门螺杆菌感染的原理所在。

感染 Hp 是慢性胃炎的病因，在消化性溃疡（包括胃溃疡和十二指肠溃疡）的发生中起重要作用，根除 Hp 不仅能加速胃溃疡的愈合，同时明显降低胃溃疡的复发率。

Hp 与胃癌的发生密切相关，已列为胃癌的第 I 类致癌原。流行病学调查表明，我国 Hp 感染率总体上仍然很高，成人中感染率达 40%～60%。

世说新语

幽门螺杆菌就像是一位小女子，它 S 形身材，自带女神忧郁气质，特别喜欢宅在胃先生家里。我们知道胃先生家里有强大的胃酸，连铁都能融化，而幽门螺杆菌这个"小女子"却自带主角光环，一点没事。有意思的是，如果胃先生的胃酸减少了，"小女子"就无法生存了……

人是怎么感染上幽门螺杆菌的

有研究显示，发展中国家幽门杆菌的感染率要高于发达国家，这可能与饮食习惯、居住卫生条件有关。由于幽门螺杆菌是"吃进去的细菌"，它的传染性很强，其传播途径一般为口－口途径（共用餐具等）、粪－口途径（接触排泄物等）。国内家庭共餐制使幽门螺杆菌很容易在家庭成员中传播。此外，这种细菌也会存在于牙垢和唾液中，因此要把好病从口入这一关，注意口腔卫生、定期更换牙刷是预防感染的重要措施之一。同时，亲密接触、进食被幽门螺杆菌污染的食物都有可能被传染。

然而大部分人感染后没有明显的症状，也不可能发病。

为了进入胃先生，我可是无处不在。

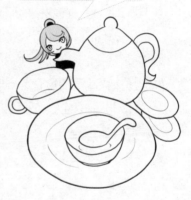

世说新语

幽门螺杆菌使尽浑身解数，通过共用餐具、水杯、接吻等各种途径，进入胃先生的家，从而定居下来，繁衍生息。

怎样知道是否感染了幽门螺杆菌

　　需要进行幽门螺杆菌检测，检测方法通常分为创伤性和无创伤性两大类。创伤性检查即需要进行胃镜检查才能知道，包括快速尿素酶试验、病理染色检查、细菌培养，医生需要在胃镜检查时多取一块胃黏膜组织进一步化验，快速尿素酶试验因简单、迅速，做完胃镜患者即可知道是否有幽门螺杆菌感染，所以临床上常用。无创伤性检

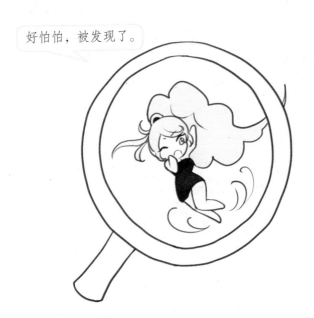

好怕怕，被发现了。

查包括抽血、粪便化验和呼气试验。抽血化验幽门螺杆菌抗体结果阳性仅表示曾经感染幽门螺杆菌而现在不一定感染，尤其不能用于治疗后随访；粪便检查是通过检测粪便抗原来判定是否存在幽门螺杆菌的方法，一般用于大规模流行病学调查；呼气试验方法简便，在临床上经常被用到，其原理就是 Hp 可产生高活性的尿素酶，当受试者服用碳14 标记的尿素后，如果胃内存在 Hp 感染，其产生的尿素酶便可将尿素分解为氨和碳 14 标记的 CO_2，碳 14 标记的 CO_2 经呼气排出，定时收集呼出的气体，通过分析呼气中碳 14 标记的 CO_2 的含量即可判断患者是否存在幽门螺杆菌感染，是目前临床常用的方法，也是用于判定治疗后 Hp 是否根除的首选措施。

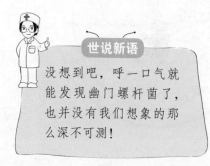

世说新语

没想到吧，呼一口气就能发现幽门螺杆菌了，也并没有我们想象的那么深不可测！

吹气能代替胃镜检查吗

　　不能。吹气即呼气试验，是无创伤检查幽门螺杆菌感染的一种方法。幽门螺杆菌感染是慢性胃炎的主要病因，但它与十二指肠溃疡、胃溃疡，甚至胃癌均有一定的关系。很多无明显临床症状的正常人群中也有很高的幽门螺杆菌感染率，因此，即使我们知道就诊者有幽门螺杆菌感染，还是不能判定就诊者是什么病。而胃镜检查可以观察食管、

呼气试验、胃镜检查让
幽门螺杆菌无处可藏。

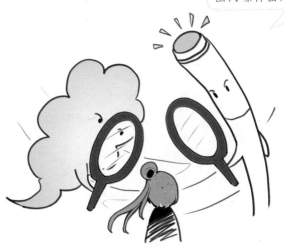

胃以及十二指肠上段黏膜的变化，可以了解有无溃疡、新生物，结合活体组织病理检查可以确定炎症的程度、病变的良恶性，还可以明确有无幽门螺杆菌感染。因此，吹口气不能代替胃镜检查。

世说新语

呼气试验能发现是否有幽门螺杆菌感染，而进行深入检查胃镜就有优势了，所以他们无法互相取代，注定只能相辅相成。

哪些人需要根除幽门螺杆菌

根据2012年我国第四次全国幽门螺杆菌感染处理共识报告，推荐根除幽门螺杆菌的适应证如下：

☆ 消化性溃疡　是根除幽门螺杆菌（Hp）最重要的适应证，根除 Hp 可促进溃疡愈合，显著降低溃疡复发率和并发症发生率。

☆ 胃黏膜相关淋巴样组织（MALT）淋巴瘤　是一种少见的胃恶性肿瘤，根除 Hp 已成为 Hp 阳性低级别胃MALT 淋巴瘤的一线治疗方法。

☆ Hp 阳性慢性胃炎伴消化不良。

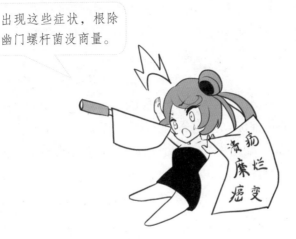

出现这些症状，根除幽门螺杆菌没商量。

✿ **慢性胃炎伴胃黏膜萎缩、糜烂** 尽管根除 Hp，预防胃癌的最佳时机是胃黏膜萎缩、肠化生发生之前，但患者正处这一阶段根除 Hp 仍可消除炎症反应，使胃黏膜萎缩发展减慢或停止，并有可能使部分胃黏膜萎缩得到逆转，遗憾的是肠化生难以逆转。

✿ **早期胃癌已行内镜下切除或手术胃次全切除** 早期胃癌手术或内镜下切除后 5 年乃至 10 年生存率很高，在此时间段内仍存在再次发生胃癌的风险，根除 Hp 可显著降低这一风险。

✿ 长期服用质子泵抑制剂（PPI）者。

✿ **胃癌家族史** 胃癌患者一级亲属的遗传易感性较高，遗传易感性虽难以改变，但根除 Hp 可消除胃癌发病的重要因素，从而提高预防效果。

✿ **计划长期服用非甾体消炎药（NSAIDs）（包括低剂量阿司匹林）** Hp 感染和服用 NSAIDs（包括阿司匹林）是消化性溃疡发病的两个独立危险因素。Hp 感染、服用 NSAIDs 和（或）低剂量阿司匹林者发生胃十二指肠溃疡的风险增加；在长期服用 NSAIDs 和（或）低剂量阿司匹林前根除 Hp 可降低服用这些药物者发生胃十二指肠溃疡的风险。

☆　其他研究表明，Hp 感染与成人和儿童不明原因的缺铁性贫血相关，根除 Hp 可升高血红蛋白水平。

☆　个人要求治疗情况，治疗前应经过医师严格评估。年龄 <45 岁且无报警症状者，支持根除 Hp；但年龄 ≥45 岁或有报警症状者不予支持根除 Hp，需先行内镜检查。

世说新语

不是所有人都需要杀灭幽门螺杆菌的。这个"小女子"有时候安静地待在胃里，一副岁月静好的样子，并不作乱。但当胃先生出现了溃疡、糜烂、黏膜病变以及癌变时则需要清除她，以免后患无穷。

如何杀灭幽门螺杆菌

我们是胃先生派来的救兵—四联疗法。

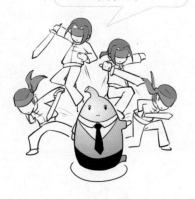

根据2012年我国第四次全国幽门螺杆菌感染处理共识报告，推荐采用质子泵抑制剂（如奥美拉唑、兰索拉唑、泮托拉唑、雷贝拉唑、埃索美拉唑）或者铋剂加两种抗生素的四联联合治疗。正规的坚持服药尤其重要，标准剂量、足够疗程（一般7~10天）、药物合理选择与搭配是达到疗效的保障。由于抗生素的耐药问题，治疗最好在消化专科医师指导下用药，切不可自作主张加量或是漏服药物，导致顽强的幽门螺杆菌再次复发。

世说新语

胃先生找了四大高手来助阵（四联疗法），嘿嘿，幽门螺杆菌看你往哪里跑。

我怎么知道幽门螺杆菌被杀死了

由于不能保证幽门螺杆菌（Hp）100%的根除，所以治疗Hp必须复查，如果仍然阳性，需再次治疗。

有些人刚完成治疗疗程就跑去医院复查，此时的检查结果其实并不准确，主要考虑两方面原因：一是Hp只是暂时被抗生素所抑制，一些耐药性强的"落网之鱼"很可能再次复发；二是质子泵抑制剂、胃黏膜保护剂都会影响检查结果，因此最佳复查时机应在停药1个月后到医院做呼气试验即可。

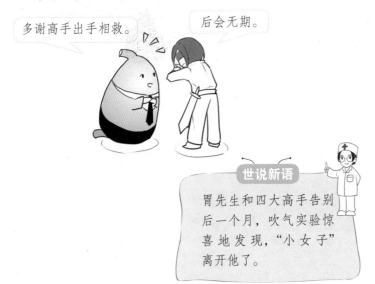

多谢高手出手相救。

后会无期。

世说新语

胃先生和四大高手告别后一个月，吹气实验惊喜地发现，"小女子"离开他了。

幽门螺杆菌一直杀不死怎么办

根除幽门螺杆菌方案中有些药物长期应用可能存在耐药，故患者可能出现一个疗程服药后复查 Hp 仍阳性，需到医院就诊，医生会全面评估已用药物，分析可能造成失败的原因，更换抗生素或联合用药，但需注意遵医嘱按正规疗程，坚持服药。

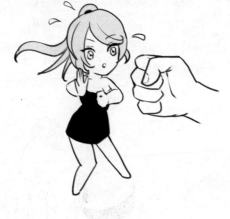

世说新语

"小女子"武功不错，居然一次没被杀死，来来来，我们换个组合拳继续切磋切磋。

幽门螺杆菌根除后还会复发吗

幽门螺杆菌"小姐妹"又回来了。

有可能。复发率有地区、种族差异性。在西方发达国家和地区，复发率很低，平均每年的复发率仅为2%～3%；而在发展中国家，复发率每年可高达10%～13%。这里所说的复发包含两种情况：第一种是因为根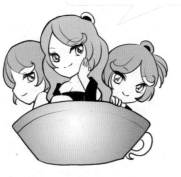除不彻底，残留在体内的少量细菌死灰复燃，这种情况多发生在治疗成功后的 1 年内；第二种情况是再次感染了新的幽门螺杆菌。也有学者认为幽门螺杆菌不仅仅存在于胃部，口腔中也是会有的，三联、四联治疗方案能杀死胃黏膜上的幽门螺杆菌，但药物无法通过血液循环除掉口腔中的幽门螺杆菌，就又会被重新感染上。

因此曾接受过 Hp 治疗的患者要定期检测 Hp，及时复查。

世说新语

"小女子"不请又来了，不过这次重整旗鼓地换了她的姐姐或妹妹。

怎样预防幽门螺杆菌感染及复发

根本的办法是改善整个社会的生活和卫生条件，但这是一个漫长的过程。目前我们能做的主要有以下几点：

第一，尽量减少在外面吃饭的次数，在条件允许的情况下，家庭用的餐具器皿应得到定期消毒、更换。此外家庭成员应同时定期检测是否有幽门螺杆菌感染。已经有亲属明确诊断幽门螺杆菌感染后，与其生活的家庭成员阳性率非常高，需同时检测是否有感染，如有必要及时治疗。

第二，初次治疗时就选用正规的抗幽门螺杆菌方案，按疗程严格遵医嘱用药，尽量治疗彻底。

第三，幽门螺杆菌主要经口腔进入人体，这种细菌常存在于牙垢和唾液中，因此注意口腔卫生、定期更换牙刷是预防感染的重要措施。

第四，有些人确定感染幽门螺杆菌后，需要及时治疗，治疗后定期复查，如果复发，可以再次治疗。

世说新语

还记得"小女子"幽门螺杆菌是通过共用餐具、水杯、接吻等方法接近胃先生的吗？

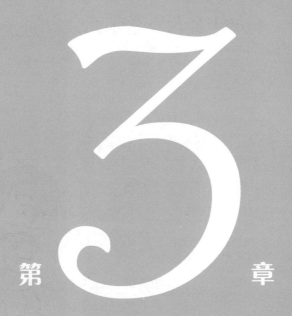

第3章

出现这些症状，
我会不会得了胃癌

为什么人一紧张就会胃痛

人体胃酸的分泌、胃黏膜血流量、胃的蠕动等都是受自主神经调节控制的。当人承受的压力大、精神紧张可使支配胃的自主神经功能失调，使胃酸与胃蛋白酶分泌增多，胃平滑肌痉挛，胃黏膜下血管痉挛缺血，可引起胃疼、消化不良、反酸、嗳气、食欲下降、腹泻等。轻者休息后可好转，如果痛得严重，常规做法还是建议到正规医院接受检查，否则时间久了可加重或诱发胃溃疡等病症。

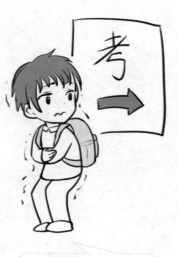

怎么我一考试就胃疼？

世说新语

掌控你的胃肠道首先要掌控你的情绪，一考试就是拉肚子，并不是你得罪了考神，而是你太紧张啦！

"烧心"是怎么回事

　　"烧心"感又称灼热感，剑突或胸骨下的一种烧灼感或发热感。出现这种症状多是由于反流性食管炎，抑或是幽门不全梗阻、消化性溃疡等疾病引起。主要由胃内容物反流到食管内，刺激食管黏膜所致。当食管下端括约肌功能障碍或食管蠕动功能异常时，酸性的胃内容物反流到食管内而产生"烧心"症状。

　　"烧心"是一种常见的消化系统症状，需进一步检查明确诊断，首选的检查手段是内镜检查，食管下段括约肌运动功能测定可以帮助诊断。"烧心"症状应注意与心绞痛鉴别。

世说新语

　　"烧心"并非就是用火烧心，而是胃酸逆流进入食管就会引起人"烧心"的感觉。

奥美拉唑可以一直吃吗

奥美拉唑属于质子泵抑制剂（PPI）类，PPI除了有减少胃酸的作用外，还会对身体其他很多部位有影响。

首先因为它抑制胃酸的分泌，如果胃部的酸度降低过多的话，会导致胃肠道的细菌繁殖过度，有时候患者会出现很严重的腹泻。

其次，现在也有一些报道指出，该药对骨密度有影响，如果长期使用PPI的话，会引起骨盆、手腕和脊柱等部位发生骨折。

所以在使用PPI的时候，如果是非处方类药物，一定不能超过规定的疗程。如果在2周内还不能解除胃灼烧的症状，就需要再找医生咨询一下。

此外，有很多药物需要在胃部的酸性环境下才能更好地发挥作用，因此如果同时服用PPI的话，有时需要间隔0.5小时才能服用其他药物。所以，患者要告诉医生或药师自己现在服用的所有药物，这样才能避免不同药物之间的相互作用。

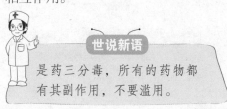

世说新语

是药三分毒，所有的药物都有其副作用，不要滥用。

胃酸多该吃点什么

几乎每个人都有过反酸的经历，虽然不至于疼痛难忍，却严重影响日常的工作和生活。一般吃药可以控制，但停药以后容易反复。医生说饮食控制有利于缓解胃酸，那该吃些什么呢？

小苏打水——小苏打呈碱性，可以解决大部分烧心问题，但不主张长期饮用。如果经常烧心，最好别喝小苏打，否则会引起胃胀、恶心等副作用。

口香糖——有报道指出饭后嚼 30 分钟无糖口香糖，可以增加唾液的分泌量，反流的胃酸就能被唾液快速冲刷掉，缓解烧心症状。

香蕉——都说香蕉是一种天然的"抗酸剂"，可以在胃壁上形成一种具有防护作用的黏液层。但是少数烧心的患者因病因的复杂性，在吃香蕉后病情反而加重，因此还是要根据实际情况来调整饮食。

芦荟汁——芦荟汁具有消炎的作用，可以缓解食道及胃部炎症。有中医建议容易烧心的人饭前喝半杯芦荟汁，但有妇产科医生为安全起见，不建议妊娠期女性饮用。

世说新语

胃先生最喜欢温和、水分多的食物啦，尤其是出现反酸现象时，更不能吃刺激性食物。

明明胃不舒服，为什么还要我查心脏

有一部分心绞痛患者可以表现为胸骨后疼痛、灼烧感、剑突下不适等，可能误以为胃病。由于胃痛的部位和心绞痛部位相近，并且都可能有灼烧感、胸骨后疼痛等症状，这让很多人很容易把心脏病当做胃病，往往会错过最佳治疗时机，甚至还会发生猝死！因此，如果同时出现胸闷胸痛、心慌气短等症状时，应立即服用速效救心丸，疼痛缓解的多为心脏病，并且要尽快去医院诊治，需要做心电图检查排除冠心病。

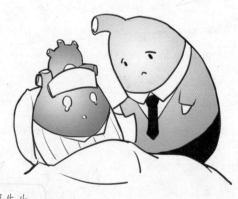

没关系，会好的。

对不起胃先生，是我连累了你。

多学一点

心绞痛和胃痛的鉴别

	心绞痛	胃痛
发作诱因	可能是体力劳动或情绪激动所诱发，天气寒冷、吸烟、心动过速等亦可诱发	多与进食有关，呈现周期性
疼痛部位	主要位于胸骨体中段或上段之后可波及心前区，伴有左上臂的酸痛等	主要是位于胸骨剑突下，腹部正中
症状特点	通常有感觉压迫、发闷或紧缩性等症状，偶有濒死的恐惧感觉，而消化道的症状比较轻微	通常腹胀或是反酸、恶心的症状较为明显
疼痛性质	主要为闷痛，可有烧灼感	烧灼样疼痛
发作时间	一般与运动、情绪变化有关，疼痛出现后逐步加重，然后在3～5分钟内逐渐消失，一般停止原来诱发症状的活动或用药即可缓解	往往发生在饭前或饭后，且多半持续半小时以上不缓解

世说新语

胃病和心绞痛都会胸痛啊，都会烧心啊，所以不要为表象所迷惑，医生要你检查的即是合理的。

咳嗽老不好，怎么让我做胃镜

　　咳嗽和胃病本是分属于呼吸和消化系统的两种疾病，但是如何产生关联的呢？我们就又要再说到胃食管反流病，胃和食管之间是有一个"闸门"——食管下端括约肌。正常情况下，这个"闸门"只允许食管里的食物进入胃，不允许胃里的食物反流回食管。但在某些特殊情况下，胃十二指肠内容物就会冲过"闸门"反流入食管引起烧心（胃灼热）、反酸，这是胃食管反流病最典型的症状。

　　当胃酸及其他胃内容物反流入食管，就会刺激食管平滑肌，引发食管痉挛，严重时气管受反流物直接或间接刺激，引发气管痉挛，表现出咳嗽、气喘等症状。

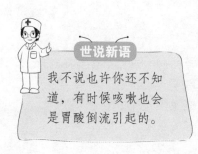

世说新语

我不说也许你还不知道，有时候咳嗽也会是胃酸倒流引起的。

肝硬化为什么医生让我做胃镜

肝硬化门脉高压可以引起食管胃底静脉曲张，曲张的食管胃底静脉极易因各种诱因（进食、过劳，甚至用力排便）而破裂，突发呕血和（或）出现黑便，常为大量出血，引起患者出血性休克。

所以有肝硬化的患者要做胃镜检查，通过胃镜来评估食管胃底静脉曲张的情况以及出血的风险，再决定是否需要进一步的治疗。假如食管胃底静脉曲张明显，或者已经有出血，医生会在内镜下实施微创治疗，以使胃底及食管的曲张静脉消失。因此肝硬化进行胃镜检查可降低食管胃底静脉出血风险。

世说新语

影视作品中那些吐血桥段的主人公，建议去做个胃镜说不定就是肝硬化呢。

胃痛是不是可以多喝牛奶

胃部酸胀不适时，喝杯热牛奶便可缓解症状，感到舒服。这是因为牛奶稀释了胃酸，暂时形成一层胃黏膜保护层，因而感到舒服，但经常喝牛奶就未必对胃病患者有利了。

现已证明，牛奶刺激胃酸分泌的作用比牛奶本身中和胃酸的作用更强，若胃病（如胃溃疡）需要抗酸治疗，是不宜用喝牛奶的办法解决的。豆浆则是个不错的选择，但有人会顾虑豆浆空腹喝会使豆浆里的蛋白质直接转化成热量消耗掉，其实大可不必为此担心，豆浆除含有蛋白质外，还含有脂肪、碳水化合物等营养物质，碳水化合物会优先提供热量。

世说新语

胃痛的时候，豆浆也是不错的选择哦。

为什么我的胃里会有石头

胃里的石头即我们常说的胃石，胃石是因进食某些物质后在胃内形成的石性团块状物，形状多为圆形或椭圆形，大小不一，可由小变大，表面光滑，质地偏硬，颜色常见黄绿色、黑褐色或灰黑色。小而光滑的胃石可能不产生症状，大块头或数量多的胃石会令患者出现消化不良的症状。那么在什么样的情况下会形成胃石呢？

✿　**植物性结块**　最常见的为胃柿石，是由于空腹进食大量柿子，特别是吃了未成熟或未去皮的柿子。此外，黑枣、山楂、椰子、海带及果核等也可形成胃内结块。这是胃石最常见病因。

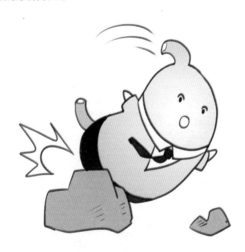

✿ 药物性结块　长期服用含有钙、铋的药物，中药残渣及药丸，以及X线造影用的钡剂，也可在胃内形成结块。

✿ 动物性结块　由于吞下较多的头发、兽毛，在胃内缠结而成。此外，难以消化的瘦肉、羊脂等也可以成为胃内结块的构成物。

✿ 其他　由于胃贲门部和幽门部病变而引起食物块不能正常通过的食物性异物，肠蛔虫逆行入胃内形成的蛔虫团，胆囊-胃瘘因胆结石移行于胃内而形成的胃内结石。

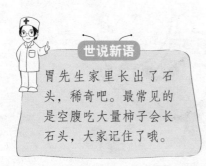

世说新语

胃先生家里长出了石头，稀奇吧。最常见的是空腹吃大量柿子会长石头，大家记住了哦。

得了胃石怎么办

　　首先应避免继续吃太多可能加重胃石症病情的食物，例如柿子、山楂、黑枣等，同时避免食用牛奶、海鲜这些蛋白质丰富、又刺激胃酸分泌的食物。

　　其次要查明导致胃石的原因，并配以合理的治疗。以往治疗胃石，大多采用中药溶石或手术取石治疗。中药治疗需较长时间，手术取石患者痛苦较大，且有并发症可能。随着内镜治疗的发展，目前已开展了对胃柿石进行激光爆破碎石或通过特制的器械将胃石绞碎，然后经幽门排出。大部分植物性胃石可以通过碳酸饮料溶解，稍大的结石也可以用注射的方法将碳酸氢钠注射到结石内部，进行溶解。

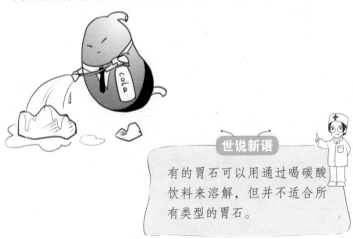

世说新语

有的胃石可以用通过喝碳酸饮料来溶解，但并不适合所有类型的胃石。

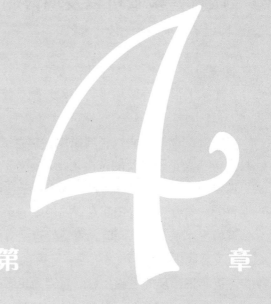

第4章

这些年，对这些检查
还是有点不明白

做哪些检查可以发现胃癌

　　临床上很多方法用于胃癌的诊断，常用的方法包括：胃镜及相关检查、胃肠钡餐 X 线造影检查、CT 检查。

　　胃镜检查结合活检病理组织学检查能确定胃癌诊断，判定胃癌大小和累及的范围，是胃癌诊断的金标准检查。更重要的是，胃镜检查结合病理组织染色能更多地发现早期胃癌，结合超声胃镜能对胃癌侵犯的深度、淋巴结转移情况做出术前评价。同时，胃镜检查结合活体组织病理检查能发现肠化生、异型增生等癌前状态。

　　近年来出现的可磁控胶囊胃镜为患者的胃部检查带来了全新体验，与传统胶囊内镜不同的是，其采用磁场技术对胶囊在体内进行全方位的控制，只需患者随水吞下一粒

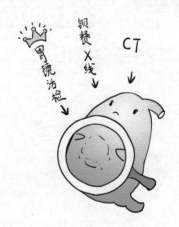

胶囊内镜，经过 20 分钟左右便可完成胃部检查，既简单方便，又没有痛苦。但缺点是发现病灶不能取活体组织做检查，胃部有些褶皱部位背后是否有病灶看不见，而且胃内黏液过多将明显影响观察，同时可能存在因胶囊滞留需开腹手术等潜在风险。

胃肠钡餐 X 线检查是除胃镜外的首选，对不愿接受胃镜检查或者胃镜检查不能耐受的患者可以选择。缺点是不能同时进行组织学检查，很多微小病灶和早期胃癌常漏诊。但对浸润型胃癌尤其皮革胃有独特的诊断价值。

CT 检查需大量喝水将胃腔充分展开，一般不用于发现和诊断胃癌。CT 检查对于判断胃癌是否侵犯周围组织和脏器、是否有腹膜后淋巴结转移或者远处转移，在术前术后都能提供一定的帮助。

抽血查肿瘤标志物如 CEA、CA199、AFP、CA125 诊断胃癌的价值均不大，但体检中发现异常应及时进行相关检查明确原因。

世说新语

胃镜，最简单粗暴且很讲道理的方法。

大便隐血检查能诊断胃癌吗

不能。大便隐血是指消化道少量出血，红细胞被消化破坏，粪便外观无异常改变，肉眼和显微镜下均不能证实的出血。消化道癌症早期，有 20% 的患者可出现潜血试验阳性，晚期患者的潜血阳性率可达到 90% 以上，并且可呈持续性阳性，因此粪便潜血检查可作为消化道肿瘤筛选的首选指标。

但很多疾病可导致粪便中出现隐血阳性，如痢疾、直肠息肉、痔疮等。一般说来，这些良性病变的大便隐血阳性经内科治疗常可转阴。若经内科治疗后隐血仍然持续阳性者，应高度怀疑胃癌，注意进一步结合胃镜的检查判断有无异常。

世说新语

这个世界是有很多可能性的。这个便检隐血阳性也可能是由多种原因导致的，与其忧心忡忡，不如拨开云雾，一探究竟。

腹部 B 超能检查出胃癌吗

　　有的患者在就诊时可能会提出疑问，检查胃癌时为什么不能用 B 超检查。患者有所不知的是超声主要用于实质性器官检查，像什么肝脏、脾脏之类的，而对于胃肠道来讲，属于空腔脏器，里面有气体干扰。所以 B 超检查就真的是爱莫能助了。

怎么什么也看不到?

B
超

世说新语

肚里有气，如同
隔雾看花，哪能
让你一眼看穿。

不想做胃镜，还有什么检查手段可以代替

　　如果是体检，可以选择磁控的胶囊胃镜，"胶囊胃镜"全称为"遥控胶囊胃镜系统"，被誉为"完美胃部检查的胶囊胃镜机器人"。检查只需患者随水吞下一粒胶囊内镜，短时间便可完成胃部检查，具有无痛无创、无麻醉、一次性使用无交叉感染及检查快捷等优点。但其价值仅仅限于观察性诊断，也就是无法像传统胃镜一样取活检后在显微镜下诊断。

　　以常规胃镜诊断为例，胃镜检查首先是医生的观察，怀疑某一区域有病变可能，则会取一块组织到显微镜下进一步诊断，是诊断的金标准。所以目前的胶囊胃镜还无法取代传统胃镜，因为其无法进行活检诊断与治疗，这是胶囊胃镜必须解决的短板。

胶囊胃镜

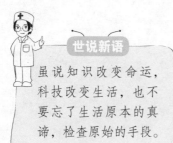

世说新语

虽说知识改变命运，科技改变生活，也不要忘了生活原本的真谛，检查原始的手段。

胃镜检查是不是很痛苦

很多人因对胃镜检查的了解少之又少，当医生说要做胃镜检查时就会存在抵触的心理。很多人也因此错过了最佳诊治的时间。胃镜检查对胃部病变的诊治具有不可替代的优势，它能直接观察到被检查部位的真实情况，更可通过钳取可疑病变部位的活体组织进行病理检查，帮助医生诊断。

其实胃镜检查并不可怕。胃镜检查中患者感到最不舒服的时候是在胃镜通过咽喉部时，某些患者反应较大，恶心很明显。如果患者能积极配合吞咽动作加上检查医生熟

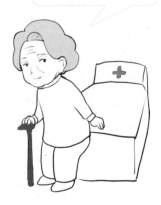

没想到我这么大岁数了还能做胃镜啊。

练的技术，几乎人人都能接受。

检查中患者的主要不适是有恶心的感觉，咽喉部较敏感的患者可能不适感相对明显，检查前医护人员会在患者咽喉局部喷洒麻醉药物能减轻这种反应，检查时患者配合呼吸，减少紧张情绪也会使恶心症状明显减轻。一般的胃镜检查仅需要大约5分钟时间就能完成。

当然也可考虑无痛胃镜，通常静脉内用药，给予异丙酚，患者在睡眠中完成检查和治疗，医生可以不慌不忙地完成胃镜检查而不用担心检查时间延长造成患者的任何不适，该方法更适合内镜下治疗。如果没有严重心脏、呼吸系统等疾病，大部分患者都可以安全耐受无痛检查。

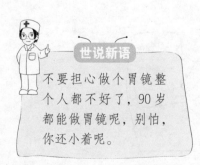

世说新语

不要担心做个胃镜整个人都不好了，90岁都能做胃镜呢，别怕，你还小着呢。

麻醉以后会不会脑子变笨

　　有些人担心麻醉会影响记忆力和智力，而对麻醉药物的使用存在抵触心理。麻醉药物作用于大脑，使人的意识消失，产生短暂的记忆缺失，使人入睡，这样患者对手术检查发生的一切根本毫无察觉。但当麻醉药在体内经过肝脏和肾脏代谢掉排出体外后，麻醉作用也随之消失。因此，麻醉师只要掌控麻醉药的剂量和禁忌证，不可能有麻醉药能长久地影响人的智力水平，而且目前尚无科学证据表明，麻醉药会降低人的学习能力。

世说新语

很多大手术都有用麻醉药，剖宫产也要用麻醉药，他们变笨了么？并没有。

胃出血的时候能马上做胃镜吗

胃镜是检查出血部位、出血量以及出血性质最好的检查方式。消化道出血急性期，如生命体征稳定，且出血量小，可以行急诊胃镜检查，明确出血原因和出血位置，必要时可以紧急行内镜下止血治疗。

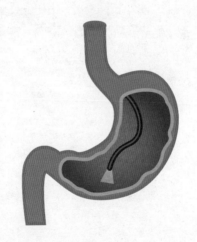

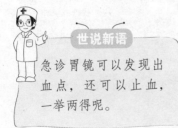

世说新语

急诊胃镜可以发现出血点，还可以止血，一举两得呢。

胃镜检查前为什么需要停阿司匹林

　　胃镜检查需常规活检化验，如长期口服阿司匹林、华法林等抗血小板、抗凝药物，这部分患者会有出血时间延长，可能引起活检后出血，因此胃镜检查前一定要咨询原来开具抗血小板、抗凝药物的医生，最好停用一段时间（阿司匹林需停服5～7天）。如果打算做内镜下治疗，且实在不能停药，在行胃镜检查前一定要跟检查医生充分沟通，做好应对措施。

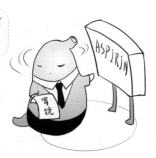

要做胃镜了，对阿司匹林说"不"。

世说新语

阿司匹林会引起出血、出血、出血（重要的事说三遍），所以一定要在胃镜检查前停药，如不能停药也一定要告知检查医生曾服用此类药物。

做胃镜检查前为什么一定要
抽血化验

　　因为传统胃镜检查，所用胃镜并非是一次性的，为了防止传染病通过胃镜而造成交叉感染，所以胃镜检查前需要抽血检查病毒性肝炎标记物和肝功能，肝炎病毒感染与否，胃镜清洗消毒方法不一样。

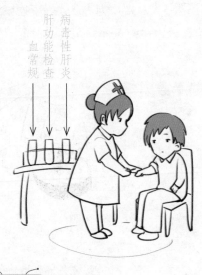

血常规　肝功能检查　病毒性肝炎

世说新语

　　那是为了你我他安全，防止传染病，防患于未然。

做胃镜以前喝的那瓶东西是什么

盐酸利多卡因胶浆，用于胃镜检查前的咽喉部局部麻醉，以使胃镜管子插进喉咙和胃部不至于太难受。

一瓶利多卡因胶浆一般为 10ml，量很小，不足以引起特别严重的临床症状。有些患者担心会对肾功能造成影响，其实它是很常用的局麻药，可以用于黏膜麻醉，一般对肾功能没有影响，对此不必紧张。医生给你喝的，应该是安全的，不安全的医生也不敢给你喝，你需要做的就是尽可能地相信医生。

世说新语

谁说我不明白你的痛苦，你的痛苦我感同身受，只是更多时候是心有余而力不足。

胃镜检查前，患者需要空腹吗

　　胃镜检查前需要空腹的，要保证胃内是没有食物的残渣，液体也要尽量减少。多数医院要求检查前禁食6~8小时，禁水2~4小时，也有要求禁食禁水至少8小时的。这些注意事项相关医护人员在检查前都会告诉患者，患者需要按照医生的要求做。

　　但有的患者可能有糖尿病，禁食时间长了易发生低血糖，可以喝少量糖水，并且要注意糖水无渣、无色，同时要提前告知医护人员自身情况，好让医护人员尽早安排检查。还有的患者有高血压，要按时服降压药，这时要咨询医生，如果服药避不开检查时间，最好改用含服给药，如果实在有口服药且不能停服，那或多或少影响检查效果，检查前一定要跟医生讲清楚。

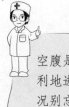

世说新语

空腹是为了让检查更顺利地进行，但有特殊情况别忘了告诉医生。

如何配合医生更好地完成胃镜检查

　　普通胃镜检查时很好地与检查医生配合能明显减轻检查痛苦，缩短检查时间，有利于医生清晰地观察和正确地判断。检查时患者应配合做好以下几点：

　　☆　放松腰带，以免检查时胃内注入气体后感觉饱胀，腰腹部产生不适；若上衣领口系扣，也应将扣解开，避免束缚感；

　　☆　若有义齿，应拿下口腔内活动义齿，以免在检查中随插入胃镜脱入气管、食管或胃内造成意外伤害；

　　☆　在检查床上采取左侧卧位，双下肢半弯曲处于放松状态；

　　☆　插入胃镜时做吞咽动作，以协助胃镜进入食管，减少擦伤；

　　☆　配合呼吸，以减少恶心感觉，通常用鼻腔吸气、用口腔呼气，这样能减少口腔内分泌物吸入气管中造成呛咳；

☆ 口腔分泌物切勿下咽，让其自然流出，以免咽入时进入气管引起呛咳；

☆ 若在操作过程中出现难以忍受的情况，不要转动身体和头部，可用手势向施术者示意。

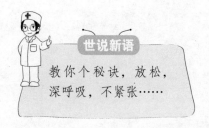

世说新语

教你个秘诀，放松，深呼吸，不紧张……

为什么做完胃镜非要1~2个小时以后才能吃东西

　　检查后1~2小时内不能进食任何食物，包括饮水，因为咽喉部麻醉后进食，食物可能会进入气管引起呛咳甚至肺炎，为保险起见，以防呛咳，需等局麻药作用消失后进食。当天不能饮酒。

　　此外，做完胃镜检查的患者，可能因为检查时出现恶心呕吐，导致咽喉部可能会有疼痛或异物感，可口含西瓜霜含片、草珊瑚含片等，症状可减轻或消失。

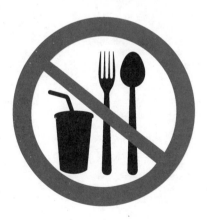

世说新语

饮食别急，局麻作用还在时，小心呛到。

做完胃镜当天需要吃流食吗

通常胃镜检查当天进软食为主，且以稍偏冷为佳，忌食有刺激性的食物，因为检查过程中可能对咽喉壁和胃黏膜造成一定的创伤，尤其是钳取组织做活检，胃黏膜有一定的伤口存在，虽然伤口创面小，一般是不会发生出血现象的，但是吸烟、饮酒难免诱发创面出血，同时在恢复期间发现黑便要及时到医院请医生处理。

24 小时后如果没有特殊情况饮食可以恢复正常。

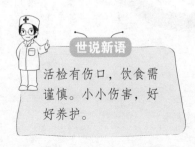

世说新语

活检有伤口，饮食需谨慎。小小伤害，好好养护。

做完无痛胃镜，当天能开车吗

接受无痛胃镜检查的患者，医生除交代恢复饮食的时间外，还建议：

- 适当延长休息时间；
- 24 小时内不能从事驾驶、高空作业等；
- 24 小时内不要从事精密的计算工作。

拒绝"麻驾"，平安回家。

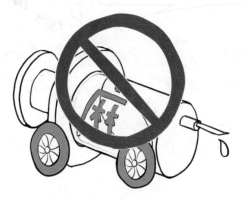

世说新语

"麻驾"可能比酒驾更可怕，拒绝"麻驾"，平安回家。

医生建议进一步行放大＋NBI 是什么意思

放大内镜和普通内镜视野是一样，但是放大内镜镜头处添加了一个黑色软帽用于放大时调焦。同时镜身内部设有放大的光学系统，使得图像最大能够获得 100 倍的放大。由于 NBI（窄带成像技术）的滤光特性，使得最后照射出来的光波能量比较弱，所以图像很暗。为了弥补这个缺点，将放大内镜与 NBI 组成 ME-NBI，就可以在高倍镜下清晰地观察黏膜表面结构，对白光下可疑病灶进行精细检查，以提高早期胃癌的诊断率。

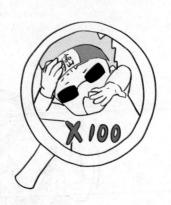

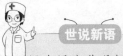

世说新语

医生用这种听起来很酷的方法仔细观察胃内的可疑病变，抓住早癌"小混混"。

现在内镜检查的手段这么先进，
为什么还要做病理诊断

　　活检病理是上消化道肿瘤诊断的金标准，内镜检查只能用于初步诊断，它可以直观地看到或没有看到病变，如怀疑病变要进一步确认，这时就需取活体组织行病理检查。

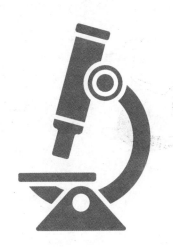

世说新语

　　病理检查就是用显微镜找到早癌"小混混"，或者已经组建成"黑社会"的癌。

胃镜取活检会大出血吗

放心，胃镜检查前未服用抗凝、抗血小板等药物，黏膜伤口会自行愈合。

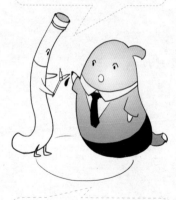

啊，好怕怕，会不会出血？

胃镜检查的同时，需要常规于病灶处取活体组织送病理检查明确病灶性质，一般少量出血可自行停止，但也有罕见大出血发生，与患者本身凝血功能有关。所以需要胃镜检查前停服抗凝药物（如华法林）、抗血小板药物（如阿司匹林）、玻立维等5～7天。胃镜检查后要留意观察大便颜色，若出现大便发黑，需及时就诊。

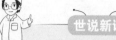

世说新语

一般活检后会有少量出血，人体强大的自愈功能可以自行止血。但如果吃了阿司匹林等药物，那就可能会出血不止了。

为什么做了胃镜还要我再去做 CT 扫描

　　很多人在做胃部的检查前都做好了功课，胃镜检查结合黏膜活检是目前最可靠的诊断手段，尤其对于早期胃癌而言，胃镜检查更是最佳的诊断方法。于是很多人在做完胃镜检查后，对医生开具的 CT 检查就会产生质疑，认为是多此一举，胃镜已经对胃内情况看得一清二楚了，为什么还要做 CT 检查，其实胃镜检查只能了解胃内的情况，而 CT 检查对于评估癌肿对胃壁外和胃肠外脏器侵犯等情况有其特殊价值。

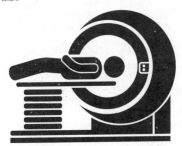

世说新语

胃镜看胃的里面，CT 看胃的外面，里外都查，严防漏网的病灶！

每次医生说定期复查胃镜，到底多久复查一次

首次检查，普通人群从 45 岁开始，高危人群最好从 40 岁开始作为胃癌筛查的起始年龄。然后根据胃镜检查结果来确定复查时间，例如检查结果显示：

- 如果是浅表性胃炎 3～5 年复查即可；
- 如果是萎缩性胃炎伴肠化生最好 2～3 年复查一次；
- 如果有异型增生或者低级别上皮内瘤变通常需要更密切地随访或者黏膜下切除。

建议高危人群从 40～45 岁开始就要有意识地主动体检，3～5 年做一次胃镜检查或根据具体情况复查，有胃癌家族史伴幽门螺杆菌阳性的人群治疗宜尽早，同时要改掉不良的饮食生活习惯等。这样做只为一个目的，就是早期发现病变，尽量避免胃癌"无端"发生。

世说新语

胃镜是发现"小混混"和"黑社会"的最佳方法，到了 40～45 岁，高危人群可以做个胃镜检查一下胃先生啦！

什么是超声胃镜

　　现在对超声胃镜较为全面的概括为："超声胃镜是一种先进的集超声波与内镜检查为一身的医疗设备，它将微型高频超声探头安置在内镜前端，当内镜进入胃腔后，在内镜直接观察胃腔内形态的同时，又可进行实时超声扫描，以获得管道壁各层次的组织学特征及周围邻近脏器的超声图像。"

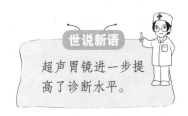

世说新语

超声胃镜进一步提高了诊断水平。

为什么做完胃镜还要做超声胃镜

　　超声胃镜能够判断胃内或胃外的肿块，观察肿瘤侵犯胃壁的深度，可以确定胃肠黏膜下病变的性质，判断消化道恶性肿瘤的侵袭深度和范围。对肿瘤侵犯深度的判断准确率可达 90%，有助于区分早期和进展期胃癌。

　　如果胃镜检查发现胃黏膜下病变，需进一步行超声胃镜明确病灶来源和层次。超声胃镜还能了解有无局部淋巴结转移，可作为 CT 检查的重要补充，此外超声胃镜还可以引导对淋巴结的针吸活检，进一步明确肿瘤性质。

世说新语

胃镜看胃的墙壁内表面，超声胃镜看胃的墙壁四层结构和墙壁外面的情况。

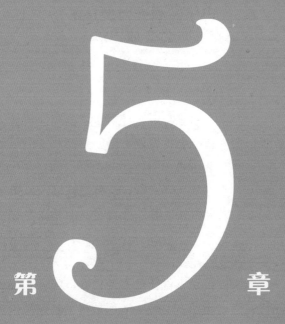

第5章

了解胃癌，先了解这些胃部病变

得了萎缩性胃炎是不是
会变成胃癌

很多人一旦听说自己得了"萎缩性胃炎"就会非常紧张，担心自己会得胃癌。慢性萎缩性胃炎是呈局限性或广泛性的胃黏膜固有腺萎缩（数量减少、功能降低），常伴有肠上皮化生及炎性反应。有资料显示，50岁以上人群有50%的人会得慢性萎缩性胃炎，但是仅有极少部分人会得胃癌。胃癌不是一朝一夕发生的，是几年十几年的长期演变、渐进的过程，发生异型增生等才是胃癌的癌前病变。

所以，如果胃镜检查发现有萎缩性胃炎，不要过分担忧，两者虽然有关系，但不是得了萎缩性胃炎就一定会得胃癌。

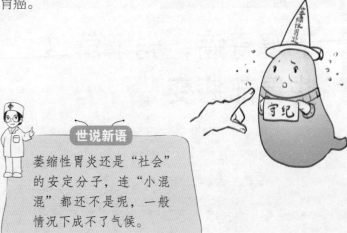

世说新语

萎缩性胃炎还是"社会"的安定分子，连"小混混"都还不是呢，一般情况下成不了气候。

得了慢性萎缩性胃炎该怎么办

慢性萎缩性胃炎并不可怕，要正确地认识和对待。思想负担过重，反而会引起体内神经和内分泌紊乱，降低胃黏膜的抗病能力，加重胃炎的发展。不论胃炎病因如何，所有患者均应

胃一旦上了年纪，就要注重养生了。

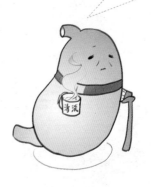

- 戒烟、忌酒；
- 避免服用损害胃黏膜的药物；
- 避免食用对胃黏膜有刺激性的食物和饮品，如过酸、过甜、过咸、辛辣、过热、过冷食物，以及浓茶、咖啡等。

胃癌发生率与萎缩性胃炎的病史长短和病情的严重程度有关，只要能正规治疗、定期检查，发生癌变的概率很小的。

世说新语

萎缩性胃炎是因为胃先生上了年纪，我们要关爱岁数大了的胃先生，不要再给他吃刺激性的食物了，他喜欢清淡、清淡、清淡饮食，重要的事要说三遍。

肠上皮化生会癌变吗

肠上皮化生简称"肠化生"或"肠化"，是指正常的胃黏膜上皮细胞被肠型上皮细胞代替，轻者胃黏膜上仅有少数肠上皮细胞存在，重者可以见到肠绒毛形成。胃黏膜肠上皮化生相当普遍，随着年龄增长而增多，20～30岁年龄组检出率为30%，50～60岁年龄组可高达80%，确切原因尚不明确，它的出现可能与胃黏膜损伤和不能完全再生修复有关。近年来的研究发现，幽门螺杆菌感染与肠上皮化生也有一定的关系。

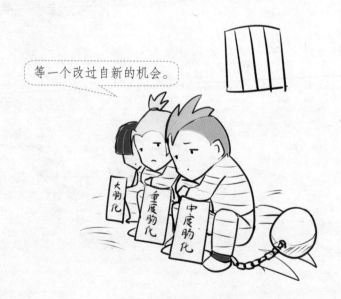

等一个改过自新的机会。

胃癌确实有一定可能由肠上皮化生发展而来，但肠上皮化生离胃癌还有很漫长的一个演变过程。肠上皮化生不一定会癌变，不要因为检查出肠化生就背上思想包袱，焦急忧虑，增加不必要的负担。

一般地说，小肠型化生或完全性肠上皮化生，多见于慢性胃炎，且化生程度随炎症发展而加重，故有人认为该型化生可能属于炎症反应性质，与胃癌关系不大。而大肠型化生或不完全性肠上皮化生，在良性胃病中检出率较低，但在肠型胃癌旁黏膜中检出率较高，说明该型化生与胃癌的发生有一定关系。

因此对于中、重度不完全性肠上皮化生或大肠型化生应切不可大意，密切随访，建议每 6～12 个月做一次胃镜检查，以监测病情变化。

世说新语

中、重度不完全性肠上皮化生或大肠型化生就是"小混混"，我们要重视他们，给他们改过自新的机会，还要监视他们，防止他们变成"黑社会"。

肠化生会消失或逆转吗

　　很多患者在复查胃镜时发现，肠化生有时存在，有时没有，会产生很多疑问。其实这是因为每次活检部位不可能完全一致，有时一次取到了肠化生部位而另一次却没有取到。如果前一次发现化生，复查时无化生，并不能说化生已消失，但可以说明肠化生在这类患者中程度比较轻，分布也是呈灶性的。目前尚无肯定地逆转肠化生的方法和药物，检测和根除幽门螺杆菌是预防其进一步发展的最佳选择。

世说新语

　　胃先生的肠化生就像人长了白头发一样，是一种自然规律，上了年纪就会慢慢出现。

如果发现肠化生需要注意什么

　　首先，保持心情放松，切勿过分焦虑，化生并不是胃癌，它与胃癌有本质上的差别。

　　其次，控制或减少接触诱发肠化生的危险因素，包括根除幽门螺杆菌、控制炎症，避免接触引起慢性胃炎的各种因素如戒烟，少食油煎、烟醺、腌制食品等。除根除幽门螺杆菌治疗外，目前尚无肯定有效逆转肠化生的药物，维生素 E、β- 胡萝卜素、叶酸等可能对治疗肠化生有一定好处。

　　最后，定期随访，医生通常会根据患者肠化生的程度决定随访时间。对中度以上的肠化生和弥漫肠化生患者，尤其还属于胃癌高危人群的患者，需要定期复查胃镜，以便能早期发现胃癌，及早进行处理。

世说新语

　　我们的目标是保持良好的心态、养成良好的饮食习惯、把"小女人"幽门螺杆菌赶走、对"小混混"进行长期跟踪监视。

什么是不典型增生（异型增生）

与肠上皮化生一样，不典型增生也是由于长期炎症刺激机体的一种适应性反应，病理上表现为胃黏膜上皮细胞在再生过程中细胞形态学的异常。临床上又称异型增生、上皮内瘤变。

增生细胞在结构和功能上偏离正常轨道。在显微镜下观察，不典型增生表现为细胞排列紊乱，极性消失，细胞不一、形态多样，细胞核大而染色深，根据细胞形态异型程度将不典型增生分为轻度不典型增生、中度不典型增生和重度不典型增生。轻度不典型增生异型程度较轻，明显是良性的改变；中度不典型增生也仍属良性改变；重度不典型增生，异型程度较重，已接近癌，甚至与胃黏膜内高分化型腺癌不易鉴别。

世说新语

不典型增生也是"小混混"的一种，重度不典型增生很快就会发展成"黑社会"，一定要把它扼杀在摇篮里。

胃镜能诊断不典型增生吗

胃镜下，不典型增生并无特殊表现，一般发生在胃黏膜平坦、凹陷或隆起的病灶上。不典型增生不只见于慢性萎缩性胃炎，也见于慢性浅表性胃炎、胃溃疡边缘、胃息肉、胃癌边缘黏膜上。

胃镜下肉眼无法诊断不典型增生，需要进行活体组织病理学检查才能作出诊断并判定其程度。通常按程度将不典型增生分为轻度、中度和重度，或者低级别、高级别上皮内瘤变。

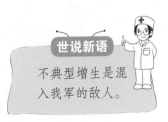

世说新语

不典型增生是混入我军的敌人。

如果发现不典型增生必须马上治疗吗

　　有些患者检查出不典型增生就要急着治疗，很怕会演变成胃癌。是的，有一部分不典型增生可能会发展成胃癌，但是究竟比例有多大，尚不清楚。

　　临床上，对轻度不典型增生，一般不需要特别处理，需定期复查随访；中度不典型增生需要密切定期复查以观其发展速度和趋势；重度不典型增生，且不能排除癌变或可疑癌变，或与腺癌鉴别有困难时，目前主张及时行内镜下手术切除病变。

世说新语

重度不典型增生就会发展成癌，一定要把它扼杀在摇篮里。内镜下手术切除就是把它扼杀的最佳方法。

上皮内瘤变是什么意思

　　上皮内瘤变是指细胞形态和组织结构上与其发源的正常组织存在不同程度的差异。分为低级别和高级别，前者相当于轻度和中度异型增生，后者相当于重度异型增生。上皮内瘤变的提出是强调这种癌前病变的本质是上皮内肿瘤的形成。

　　如果有上皮内瘤变建议尽快到医院消化内科就医，由医生根据检查结果决定治疗方案。

世说新语

通俗来讲就是当病理医生告诉你上皮内瘤变时，就是说产生癌前病变了。

什么是胃息肉

胃息肉是胃黏膜表面突出于胃腔的局限性隆起病变。好发于胃窦、胃底，通常无明显症状，大部分是在做胃镜检查中偶然发现的。当胃息肉出现并发症时会有一些不典型表现，如腹部不适、恶心、呕吐等；当息肉表面发生糜烂或溃疡时会引起消化道出血；处在胃幽门部的有蒂息肉可引起间歇性幽门梗阻，体位改变后症状可缓解；处在胃贲门部的息肉可向食管脱垂引起暂时性吞咽困难。胃息肉常伴有慢性胃炎，因而可有慢性胃炎的一些相应症状，如上腹不适、反酸、烧心等。

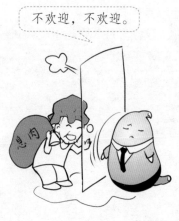

不欢迎，不欢迎。

世说新语

胃息肉就好像一个不速之客，不一定是坏人，但并不受胃先生的欢迎。

为什么会长胃息肉

胃息肉的病因不清，有专家指出，有家族史或长期服用大量非甾体抗炎药是胃息肉的高发因素。另外，经常性地食用过冷或过热的食物、长期饮酒、爱吃烧烤、工作压力大等因素都可能诱发胃息肉。

目前认为腺瘤性息肉的发生是环境因素改变导致基因异常表达的结果，而增生性息肉或炎性息肉则是胃黏膜对感染和损伤的适应性反应，例如胃窦息肉多与幽门螺杆菌感染有关，杀灭幽门螺杆菌后息肉可能缩小或消失。

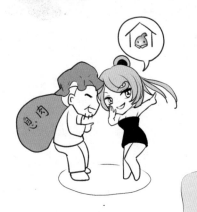

世说新语

不速之客怎么就找上门来了，也许是"小女子"幽门螺杆菌引来的吧，猜测而已。

胃息肉会癌变吗

胃息肉在组织学上可分为4类：腺瘤性息肉、错构瘤性息肉、炎性息肉和增生性息肉。炎性息肉和增生性息肉并非肿瘤，是在慢性胃炎的基础上胃黏膜及黏膜下纤维组织增生所致，生长十分缓慢，基本上不会癌变。错构瘤性息肉也是不同成分的炎性增生所致。而腺瘤性息肉为真性肿瘤，又分管状腺瘤、绒毛状腺瘤和混合性腺瘤，这些息肉易发生癌变，属于癌前病变，应提高警惕。

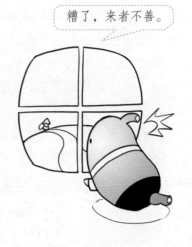

糟了，来者不善。

　　腺瘤性息肉虽说容易引起癌变，但也可预防，如出现上腹不适、疼痛、恶心、食欲缺乏或有黑便等症状时，及时做胃镜检查，采用电切术将息肉切掉。

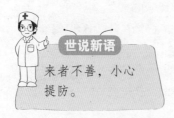

世说新语

来者不善，小心提防。

胃息肉会有哪些后果

　　胃镜一旦发现胃息肉一定要做病理切片检查，如果病理切片检查是增生性息肉，那么你就可以放一半心了，这种息肉一般不会发生癌变；如果是腺瘤型息肉，那就要提高警惕了，因为这种息肉是有一定比例会发生癌变的，可以选择在内镜下切除。已经发生癌变的息肉，建议及时外科治疗。

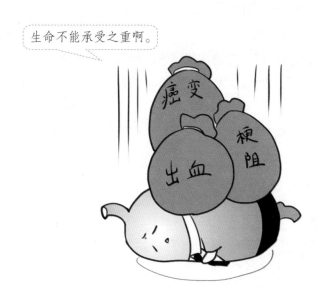

生命不能承受之重啊。

我们一般以息肉的直径来判断其大小。

直径小于 0.5cm 的我们称之较小的息肉，一般没有什么特别的症状，癌变的可能性比较小；直径大于 1.0cm 的我们称之较大的息肉，可能会有上腹部不适、腹痛、腹胀等表现，我们建议及时内镜下摘除。

当大的息肉（一般直径超过 2.0cm 以上）阻塞在胃的入口贲门处或出口幽门处时可发生恶心、呕吐等梗阻症状。

息肉长到一定大小由于血供的关系，可能会出现溃疡，从而破溃出血，患者出现呕血、柏油样便等出血症状，检查可发现大便隐血阳性、贫血，严重者可出现休克。

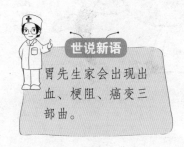

世说新语

胃先生家会出现出血、梗阻、癌变三部曲。

发现胃息肉后该如何处理

内镜切除是胃息肉治疗的首选方法，主要有高频电凝切除法、激光及微波灼除法、尼龙绳结扎法及氩离子凝固法等。内镜治疗息肉方法简便，损伤小，费用低，大多可一次性治疗，少数需分次切除。为了防止胃息肉复发或癌变，需内镜定期随访，及时将复发息肉切除干净，并给予及时治疗以防止癌变。对于内镜下无法切除者可行外科手术治疗。

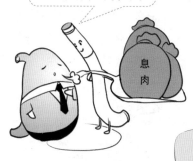

胃先生请准备好，我们要做胃镜治疗了。

息肉

世说新语

对于这些早期"黑社会"我们必须铲除，方法很多，自从有了内镜治疗，外科手术已经减少了很多。

胃息肉内镜治疗前要注意哪些事项

✿　术前应做血常规、肝肾功能、血糖、凝血功能、心电图等常规检查，疑有恶变时应行血癌胚抗原（CEA）、腹部 CT 等检查。评估患者全身状况看能否耐受手术以及病灶是否适合内镜下治疗。

✿　医生会向患者及家属交待术中可能会出现出血、穿孔、病灶不能完全切除或有残留等情况，极少数情况下可能要转为腹腔镜或开腹手术治疗，术前要签署知情同意书。

✿　术前相关活血药物、抗凝以及抗血小板药物（阿司匹林）等要停服 5~7 天，女性患者手术要避开月经期。

✿　术前应禁食禁饮至少 8 小时，不同的医院可能禁食禁饮时间稍有差异，术前需咨询医护人员。

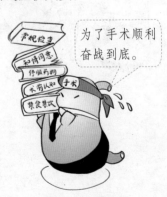

为了手术顺利奋战到底。

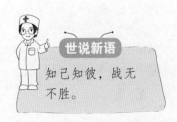

世说新语

知己知彼，战无不胜。

胃息肉内镜治疗后要注意哪些事项

　　较大息肉切除后，医生为了促进伤口愈合以及观察创面的出血情况，可能会在患者的鼻子里插一根胃管，患者可能会感觉很不舒服但是非常重要，千万不要自行拔除。

　　息肉切除后在饮食上应格外注意，较小的息肉切除后当日禁食 2 小时，较大的息肉禁食 12～24 小时，具体禁食时间遵医嘱。饮食从流质开始逐渐过渡，如米汤、面汤、蔬菜汤等；1～2 天后可进食半流质；软食 1 周，并逐渐恢复正常饮食，2 周内不吃刺激性食物。

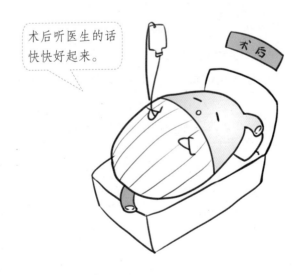

术后听医生的话快快好起来。

术后

一般建议当天卧床休息，减少下床活动时间，术后可能因无痛麻醉和胃镜注气等原因出现恶心呕吐；创面形成的溃疡可能会引发腹部疼痛等不适感，若不能忍受及时告知医护人员；2周内尽可能不做剧烈运动或做突发用力的活动。

较小的息肉术后可短时间内服用质子泵抑酸剂和黏膜保护剂促进伤口愈合，一般用药2~4周；较大的息肉一般留院观察1~2天，术后医生会给予适当静脉补液，如果患者出现腹痛、发热、呕吐、呕血等情况及时告知医护人员，如已离院出现以上症状时请及时到急诊就医。

术后病理检查如无异常可定期随访，6~12个月后复查胃镜，以后根据病情1~2年后复查胃镜。息肉可能会复发，医生会根据病情发展情况判断是否需要再次行内镜下治疗。如果手术后做病理检查发现息肉局部恶变时，应视具体病情进一步追加手术治疗或密切随访观察。

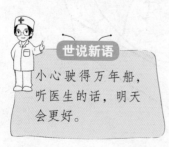

世说新语

小心驶得万年船，
听医生的话，明天
会更好。

预防胃息肉我们能做些什么

　　预防胃息肉应该养成良好的饮食习惯：合理安排每日饮食，注重饮食调理养护，有规律地定时定量进食，以维持自身正常消化活动的节律。避免食用脂肪含量高的食物，多吃新鲜水果、蔬菜等含有丰富碳水化合物及粗纤维的食物，适当增加主食中粗粮、杂粮的比例。同时尽量减少腌制食品的摄入，对于高危的人群，可以考虑常规检测幽门螺杆菌，并进行相应的治疗。

　　此外，还应该积极加强体育锻炼，增强体质，提高自身免疫力，学会自我放松，缓解精神压力，保持良好的心态。

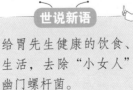

世说新语

给胃先生健康的饮食、生活，去除"小女人"幽门螺杆菌。

什么是黏膜下肿瘤

黏膜下肿瘤泛指一类来自黏膜层以下的消化道病变，可发生于各段消化道（食管、胃以及肠道）。随着内镜检查的普及，越来越多的黏膜下肿物被发现，黏膜下肿物不是指的某一种肿瘤，它有很多种类，其在内镜下难以辨认。随着超声内镜检查和病理学检测的深入，众多黏膜下肿物被逐渐识别。

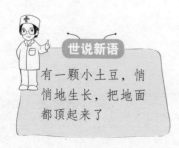

世说新语

有一颗小土豆，悄悄地生长，把地面都顶起来了

黏膜下肿瘤会癌变吗

　　黏膜下肿瘤包括平滑肌瘤、胃肠道间质瘤、类癌、神经鞘瘤、脂肪瘤、异位胰腺、错构瘤、血管球瘤等。平滑肌瘤分为良性平滑肌瘤和恶性平滑肌瘤（即平滑肌肉瘤）。胃肠道间质瘤一般都有恶性潜能，主要从瘤大小、核分裂数来区分其属于低度还是高度恶性。类癌是一种主要发生于胃肠道，但又涉及全身多数器官、生长较缓慢、恶性程度低的肿瘤。神经鞘瘤也有良恶性之分。而脂肪瘤、异位胰腺、错构瘤、血管球瘤被认为是良性病变。

世说新语

黏膜下肿瘤有好多种类呢，其中间质瘤和类癌都是"小混混"，日子过着过着就会变成"黑社会"了。

如何处理胃黏膜下肿瘤

　　胃黏膜下肿瘤中，脂肪瘤、异位胰腺、囊肿等都是良性改变，如果超声胃镜能确定诊断，一般不需要处理，定期进行随访观察即可。

　　但发现直径大于 1cm 的黏膜下肿瘤，一般还是建议内镜下切除。根据复旦大学附属中山医院内镜中心对黏膜下肿瘤的处理和随访结果，发现黏膜下肿瘤 80% 以上为间质瘤，不足 20% 为平滑肌瘤。间质瘤具有潜在恶性行为，一旦发现后是否处理、如何处理目前仍有争议，尚无定论。

　　处理间质瘤的方法包括：

　　定期随访；

　　内镜下切除包括：内镜黏膜下剥离术（ESD）、内镜黏膜下挖除术（ESE）、内镜下全层切除术（EFR）等；

　　外科治疗包括：内镜联合腹腔镜切除、腹腔镜切除及开腹手术切除。如何选择处理方法需要医生根据每位患者的具体情况、病灶大小和位置等选择合适的处理方法。

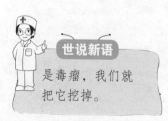

世说新语

是毒瘤，我们就把它挖掉。

憩室是什么

消化道憩室是指消化道局部的囊样膨出，可发生于胃肠道的任何部位，其发生与消化道局部的解剖、年龄、人种和膳食结构等多种因素相关，为一类较少见的疾病。流行病学调查显示，西方国家结肠憩室的发生率明显高于亚洲等经济尚不发达的国家。

以结肠憩室最常见，十二指肠憩室次之，胃憩室最少见。一般无症状的患者不需要治疗，有症状者宜进食易消化且少刺激性的食物，服用抗分泌药物、胃黏膜保护剂及抗生素。

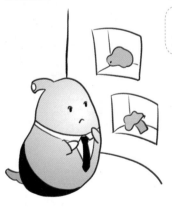

自从多了这些壁橱，就多了些剩菜剩饭。

世说新语

胃先生家多了个小房间，经常会存放点剩饭剩菜什么的。

胃炎要吃抗生素吗

　　人们通常称的胃炎一般指的是慢性胃炎，它是胃黏膜在某种诱因下产生的炎性病变。慢性胃炎不同于一般的细菌感染，不需要抗菌治疗，若是有幽门螺杆菌（Hp）感染，才需要包括抗生素在内的抗 Hp 治疗，但需要严格按照医生规定的药物和疗程服用。

　　而如果是因为物理、化学因素造成的胃炎，如长期食用过热和粗糙食物、服用药物以及饮酒等，用抗生素治疗不但对身体没有任何好处，反而有害，甚至可以加重原来症状。

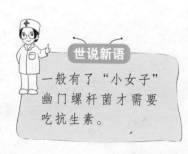

世说新语

　　一般有了"小女子"幽门螺杆菌才需要吃抗生素。

胆汁反流是什么意思

在胃的出口有一个"开关"，即幽门括约肌，放松时允许胃内食糜通过进入十二指肠，从而进行正常的消化吸收。但当幽门括约肌功能失调等原因造成幽门括约肌"关不紧"，则十二指肠内的胆汁可以反流入胃，胆汁中胆盐可削弱胃黏膜的保护机制，使原来分泌入胃腔中的胃酸反弥散入胃黏膜，造成胃黏膜的损害，久而久之形成慢性胃炎。

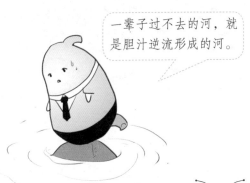

一辈子过不去的河，就是胆汁逆流形成的河。

世说新语

胃先生的邻居十二指肠里面有很多胆汁，一般就是流向小肠起到消化食物的作用，如果流入胃先生家，就会把胃先生的酸性环境破坏了，胃先生的家就不再舒适了。

胆汁反流怎么治疗

　　药物治疗胆汁反流就是通过药物干预让幽门括约肌发挥好门卫的作用，不让十二指肠内容物反流入胃，加强胃肠正常蠕动，让胆汁无反流的机会，同时即便有胆汁反流入胃也能有药物在胃黏膜上形成保护层，抑制胆汁的作用，降低对胃黏膜的损害。

　　可以使用促动力药如多潘立酮（吗丁啉）、莫沙必利等增强胃肠蠕动，调节胃肠道正常活动，使食物顺利从胃进入小肠，并抑制胆汁反流，一般在餐前 15～30 分钟服用。

世说新语

　　一种方法是让胆汁流进小肠的速度快一点，另一种方法是在胆汁逆流时给胃先生家涂点保护层。

胆汁反流，平时饮食需要注意什么

胆汁反流药物治疗的同时，要保养好胃，尽量戒烟酒，饮食上主要是以清淡的饮食为主，减少油腻食物的摄入，以免刺激胆汁分泌增多，加重反流和病情，不利于治疗的进行。吃饭时应细嚼慢咽，忌暴饮暴食。避免饮浓茶、烈酒、浓咖啡和进食辛辣、过冷、过热和粗糙食物，以免对胃产生刺激。

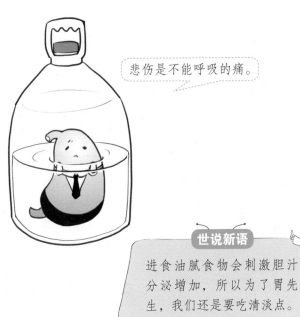

悲伤是不能呼吸的痛。

世说新语

进食油腻食物会刺激胆汁分泌增加，所以为了胃先生，我们还是要吃清淡点。

得了胃溃疡，饮食需要注意哪些

　　胃溃疡的治疗在饮食上也要多加留心，要懂得在特殊时期如何保养胃，以尽快让自己摆脱胃溃疡的煎熬。胃溃疡的患者饮食应注意以下原则。

　　少量多餐定时定量，少量多餐可中和胃酸，减少胃酸对溃疡面的刺激，又可供给营养，有利于溃疡面愈合。

　　避免摄入刺激性食物对胃黏膜产生机械性和化学性刺激，机械性刺激会加重对黏膜损伤，破坏黏膜保护屏障，如粗粮、芹菜、韭菜、竹笋及干果类等食物在胃溃疡期间避免食用。化学性刺激会增加胃酸分泌，对溃疡愈合不利，如酸辣食物、咖啡、浓茶、烈酒、浓肉汤等。

　　选择细软易消化、营养价值高的食物如鸡蛋、豆浆、瘦肉等，也有建议可食用鱼类，但要尽量选择无刺或者少刺的品种，在烹饪过程中加大火候，保证鱼刺软化。有国外的报道指出紫菜可起到预防和治疗胃溃疡的作用，患者在治疗期间不妨尝试多摄入些紫菜，此外香蕉在养护胃方面有一定的功效，经常食用香蕉可在一定程度上防治胃溃疡。

　　建议选用蒸、煮、氽、软烧、烩、焖等烹调方法，不宜用油煎、炸、爆炒、醋溜、冷拌等方法。

进食时应心情舒畅、细嚼慢咽、以利于消化。

要提醒胃溃疡患者的是，由于牛奶的营养价值高且有较好的润滑特性，一直被广泛用于溃疡病的饮食治疗。然而，虽然牛奶中的蛋白质、脂肪对溃疡患者康复有益，但牛奶同时也是一种强力的促分泌剂，不利于胃溃疡愈合。故每日饮用牛奶最好分次在餐后少量饮用，可起保护溃疡面的作用。

世说新语

胃先生太辛苦了，每天要迎接大量食物的来访，还要把它们搅拌均匀了再送走，难免会生病，所以我们要健康饮食，让胃先生工作得轻松些。

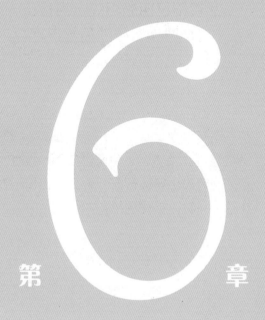

第 **6** 章

你知道吗，有些胃癌
可以不开刀的

胃镜已明确胃癌，为什么术前还要做那么多检查

胃癌治疗前需要做影像学等检查，以进一步评估有无淋巴结转移和远处转移等，而且术前一般会给患者全身的各脏器进行检查，评估肝肾功能，检查血、尿、便常规，确定患者的生理状态是否能承受手术治疗，以助于医生做出评价并制订合理的治疗方案。

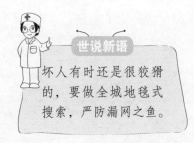

世说新语

坏人有时还是很狡猾的，要做全城地毯式搜索，严防漏网之鱼。

胃癌的治疗方法有哪些

　　胃癌的治疗方法很多，包括手术治疗，外科手术切除加区域淋巴结清扫是目前治疗胃癌的手段之一；药物治疗，即我们常说的化疗，但早期胃癌并且不伴有任何转移灶的患者，手术后一般不需要化疗；内镜治疗，如内镜黏膜下剥离术，其他如对症、止痛、放疗、中医中药、生物治疗等辅助治疗。

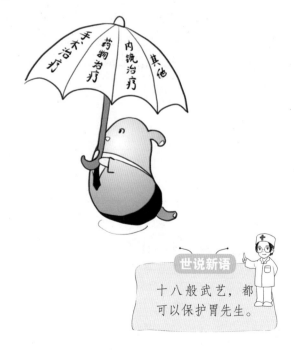

世说新语

十八般武艺，都可以保护胃先生。

为什么胃癌发现得早，
可以"免一刀"

胃癌是从胃的黏膜层发展而来，随着肿瘤生长，会浸润黏膜下层和肌层、突破浆膜层以及发生淋巴结转移和远处转移。

早期胃癌是指局限于胃的黏膜和黏膜下层的癌，现在的内镜技术可以连根挖起，将肿瘤完整切除，过程类似胃镜检查，无须从腹部开刀把胃切除，而是直接从胃腔内将病变组织切除，但这一切的前提是得早期发现。若肿瘤突破了黏膜下层就容易发生淋巴结转移，内镜下无法完整切除，此时需要开刀甚至需要化疗。

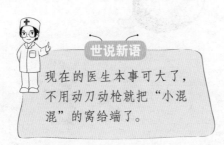

世说新语

现在的医生本事可大了，不用动刀动枪就把"小混混"的窝给端了。

什么是内镜黏膜下剥离术

　　内镜黏膜下剥离术是近年来出现的一项新的治疗手段，也是临床应用前景很好的技术，让更多的早期消化道癌能够在内镜下一次性完全切除，免除了患者开腹手术和器官切除的痛苦。内镜黏膜下剥离术与剖腹手术和以往 EMR 等内镜治疗方法比较，具有的优势：

　　✧　创伤小；

　　✧　患者可接受多个部位多次治疗；

　　✧　使医生获得完整的组织病理标本以供分析。

　　内镜黏膜下剥离术最主要的并发症是出血和穿孔。

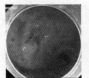
a. 胃窦病灶

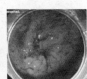
b. 染色后

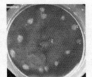
c. 病灶周围标记

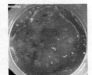
d. 边缘预切开

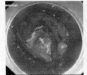
e. 剥离病变

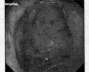
f. 剥离后创面

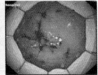
g. 剥离病变标本

h. 病理切片
（早期胃癌）

世说新语

让我们来看一下图，内镜医生可以像削苹果皮一样把病变的"黑社会"削下来。

内镜黏膜下剥离术有哪些优势

　　消化道早期癌的治疗以往以外科手术为主，但创伤大。内镜黏膜下剥离术只要操作过关、病例合适，与传统根治术效果相当，这时候内镜黏膜下剥离术的优势就显现出来了，如损伤小，费用低，术后恢复快等。

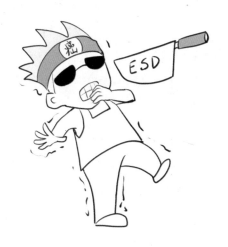

世说新语

　　内镜黏膜下剥离术"打黑法"，简单不粗暴，你值得拥有！

内镜黏膜下剥离术的安全性如何

　　与其他内镜下治疗一样，内镜黏膜下剥离术也有一定的风险，主要并发症为出血、穿孔，发生率为5%～8%。对于术中出血，一般均可在内镜下电凝或使用金属夹夹闭出血位置等方法控制，术中发生大出血，内镜下无法控制时，需及时转外科手术治疗。术后要是有迟发性出血需及时内镜下干预，极少数情况下需转外科手术。内镜黏膜下剥离术并发的穿孔通常较小，一般在术中即可发现，可予金属夹缝合；术后胃肠减压、禁食、抗感染等综合方法可治愈，极少数患者需外科干预。

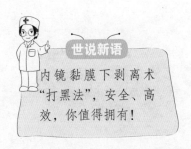

世说新语

内镜黏膜下剥离术"打黑法"，安全、高效，你值得拥有！

什么情况可以内镜黏膜下剥离术治疗

内镜黏膜下剥离术的适应范围是病变局限于黏膜及黏膜下层的早期癌，癌前病变、良性息肉等也是内镜黏膜下剥离术的适应证。早期胃癌、食管癌通常在做胃镜时发现，术前通过超声内镜检查，确定病变浸润深度，了解有无区域淋巴结转移，确保病变基底部完整。经过 CT 等临床影像评估，确认肿瘤处于早期，此时的肿瘤较小，也没有淋巴结转移的证据时，可以选择在内镜下将肿瘤切除。

世说新语

内镜黏膜下剥离术"打黑法"，适合"小混混"和"早期黑社会"。对于"恶势力"已经蔓延并且相互勾结的"黑社会团伙"就不适用了，必须手术彻底铲除。

做内镜黏膜下剥离术需要住院吗

需要。内镜黏膜下剥离术（ESD）需要在全身静脉麻醉气管插管下完成，术后可能出现出血、穿孔，需要禁食、补液，如术后无特殊症状，观察 2～3 天可出院。

如果一直未出院，也不要心急，你需要做的就是相信医生，医生会根据你的术后恢复程度决定出院时间。

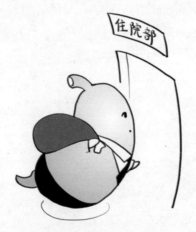

住院部

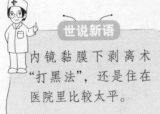

世说新语

内镜黏膜下剥离术"打黑法"，还是住在医院里比较太平。

内镜黏膜下剥离术能
根治胃癌吗

内镜黏膜下剥离术治疗早期胃癌的每一个过程都要进行评估，尤其是术后病理学评估尤其重要，直到完全治愈性切除才能算完成内镜黏膜下剥离术治疗，非治愈性切除相当于诊断性切除，都要进行追加和继续干预性治疗，这样既能确保早期胃癌和癌前病变内镜治疗的疗效，又可减少过度手术治疗带来的创伤。

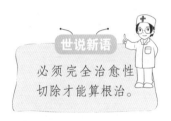

世说新语

必须完全治愈性切除才能算根治。

内镜黏膜下剥离术术后应注意什么

做内镜黏膜下剥离术的患者，均需留院观察，术后应禁食 1~2 天，部分患者还会留置胃管，医生根据患者情况决定拔除胃管的时间。此后患者需流质饮食 2~3 天，2 周内以易消化饮食为主，避免吸烟、饮酒、食用含粗纤维或有刺激性的食物。开放饮食后需口服 2~4 周抑酸药物、黏膜保护剂。术后 2 周内应注意有无腹胀、腹痛、呕血、黑便等情况，注意有无出血、穿孔等并发症的发生，如有上述情况发生，需及时到医院就诊。

内镜黏膜剥离术术后需要遵医嘱定期随访，随访过程中还会做内镜检查或者 CT 扫描来判断病情情况。

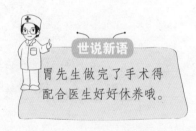

世说新语

胃先生做完了手术得配合医生好好休养哦。

已经做了内镜黏膜下剥离术
为什么还要做外科手术

　　早期胃癌患者内镜黏膜下剥离术术后需要注意病理报告，切缘是否阴性（是否完整切除）以及病理类型。如果病灶浸入深度达黏膜下层以下，或基底切缘阳性，或肿瘤分化程度差，只要患者一般情况允许均建议进一步外科手术治疗。

世说新语

如果术后发现"黑社会"癌细胞已经侵犯了胃先生家的第三层、第四层，就必须再做外科手术。

病理检查为高级别上皮内瘤变，那是癌吗

好多患者做完内镜黏膜下剥离术术后看到病理检查结果为高级别上皮内瘤变，就会产生疑问，这是不是就是癌了，其实高级别上皮内瘤变是胃黏膜上皮细胞和组织结构具有恶性特征的上皮病变，但是没有任何浸润间质的证据，高级别上皮内瘤变相当于重度异型增生和原位癌，为癌前病变，如果内镜黏膜剥离术术后基底切缘阴性，建议积极随访，时刻由医生监控进展情况，必要时采取治疗策略。

世说新语

高级别上皮内瘤变是癌前病变，是从"小混混"发展为"黑社会"过程中的状态，如果切除了，就太棒了，以后只要经常做胃镜监视一下就行了。

早期胃癌内镜黏膜下剥离术术后还需要化疗吗

　　早期胃癌内镜黏膜下剥离术术后如已达到治愈性切除，无需进一步外科手术，也无需全身化疗。

　　但是这里要强调的是早期胃癌并且已经达到治愈性切除，对于还有残余病灶的患者，在体质允许的情况下一般建议继续化疗，以除去体内残留的癌细胞，减少复发转移的可能。很多人因为化疗引起的副反应明显，拒绝进行化疗，临床数据显示，化疗能一定程度降低癌症复发率，虽然确实会对人体造成一些伤害，但它是术后延长生命的可行方法之一。

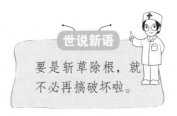

世说新语

要是斩草除根，就不必再搞破坏啦。

早期胃癌内镜黏膜下剥离术术后，需多久复查

早期胃癌患者接受内镜黏膜下剥离术治疗，术后 3 个月、6 个月、1 年应接受内镜随访，了解创面愈合情况以及是否有病灶残留。当然这只是常规接受内镜随访的时间间隔，在此期间若出现任何不适症状要尽快去医院检查，医生会根据患者的术后情况制定个体化随访时间。患者需要做的就是按时定期复查，积极配合治疗康复以期达到尽可能好的预后。

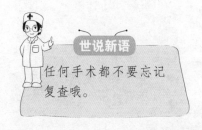

世说新语

任何手术都不要忘记复查哦。

胃癌患者根治性手术后
多久复查

　　胃癌患者在根治性手术治疗结束后，同样有必要定期接受检查。通常在手术后的前 2 年内，每 6 个月去医院做检查，2 年后可以每年接受一次检查。检查内容包括血液肿瘤标志物检测（CEA、CA199 等）、CT、胃镜等，以确保可以早期发现问题及时处理。

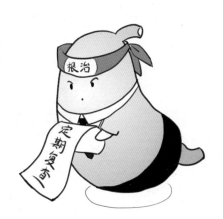

世说新语

6 个月、12 个月、18 个月、24 个月，之后每年一次复查胃镜。

早期胃癌淋巴结转移风险大不大

早期胃癌的淋巴转移与病变深度、大小、形态、细胞类型等密切相关，黏膜内癌、分化型胃癌转移率约0～10%，黏膜下层癌、未分化细胞癌转移率约10%～30%。内镜黏膜下剥离术治疗不能清扫淋巴结，不能取代外科手术治疗。早期胃癌淋巴结转移率相对较低，术前确定是否已有淋巴结转移及评估淋巴结转移风险，是选择内镜治疗和手术治疗的关键。

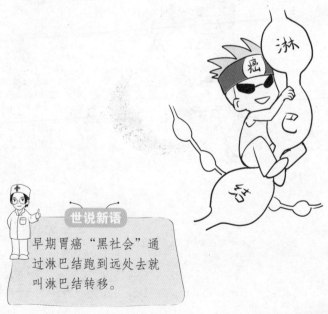

世说新语

早期胃癌"黑社会"通过淋巴结跑到远处去就叫淋巴结转移。

除了开刀，有没有别的方法可以知道淋巴结转移风险

确定有无淋巴结转移，目前尚无精准预测的方法，只能通过临床和多项检查进行综合评估淋巴结转移可能性，但也不能够百分百确诊。通常采用术前临床评估（各种影像学检查）、术前内镜评估（普通白光胃镜、染色内镜、放大内镜、超声内镜）、术中评估、术后病理评估等四个步骤来完成。

术前评估认为胃癌淋巴转移可能性极小，这种情况建议内镜治疗；术前评估或内镜治疗后评估淋巴转移可能性大，这种建议手术治疗。

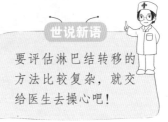

世说新语

要评估淋巴结转移的方法比较复杂，就交给医生去操心吧！

胃癌患者胃大部切除术后
饮食需要注意什么

　　由于大多数胃癌患者术前已存在不同程度的营养不良和免疫功能减退，再加上手术原因，术后患者营养不良程度尤为明显，因此，术后合理、规范的营养支持治疗对患者快速康复、减少术后并发症、缩短住院时间、降低住院费用、减轻经济负担至关重要。

　　胃癌患者的饮食应逐步增加，患者术后先是以流食、

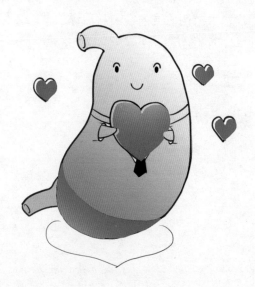

半流食为主，之后逐步转为软食或普通膳食，同时家属作为照料者应根据胃癌患者的饮食习惯经常改变食物种类及烹调方法，提高患者的食欲，减少刺激性食物的摄入，有助于患者的康复。做完胃大部切除术尤其是全胃切除术的患者胃的功能降低，应着重发挥牙齿的咀嚼功能，进食时细嚼慢咽，减少较粗糙不易消化的食物摄入，同时宜少食多餐，做到胃内不空不用，这样做也可以逐步适应残胃的消化功能。

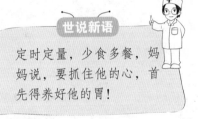

世说新语

定时定量，少食多餐，妈妈说，要抓住他的心，首先得养好他的胃！

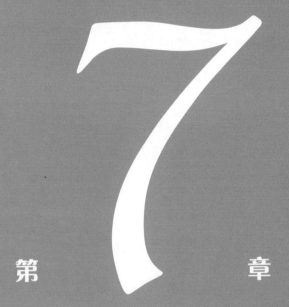

第 **7** 章

胃，平时正确养，病时及时治

日常养胃需要怎么做

饮食有道

● 饮食规律，早上必须要吃早饭，中午要吃饱，晚饭以粥、稀面条等易消化的食物为主，不可饥一顿饱一顿。

● 改变饮食习惯，少吃或不吃辛辣、烟熏、油炸、腌制等食品，不站着或者蹲着吃饭，清淡饮食，多吃蔬菜和水果，降低脂肪含量高的食物摄入，同时注意饮食卫生。

● 吃饭不要狼吞虎咽，要细嚼慢咽，使唾液对食物进行初步消化。

● 戒烟、限酒

大量吸烟和酗酒会加重胃部的疾病。

暖胃护胃

胃肠受寒冷刺激易发生痉挛性收缩，让人产生不适感。所以平常应避免贪食冷饮冰品，注意防寒保暖，尤其是有胃病的朋友，日常可进食一些暖胃的食物，如山药、小米粥、大枣等，养护胃。

情绪良好

大量数据表明，人的情绪的好坏与很多疾病的发生发展都有关系，人长时间处于某种不良情绪中不能自拔就会对自身健康产生影响。很多人都有这样的经历，当遇到令人感到紧张焦虑的事情就会胃疼、腹泻。所以在日常生活中要善于调节自己的情绪，保持愉悦的心情，减少因不良情绪对胃部的刺激。

适量运动

运动有很多好处，适量的运动可以强身健体，提高人体免疫力，减轻精神压力，但有胃病的朋友应避免剧烈运动，应根据自身的体质、病情选择适宜的运动项目，运动量的大小宜循序渐进，从而达到强身健体的目的。

世说新语

养胃、护胃尽在生活中的点点滴滴。

胃的小病小痛真的可以放任不管吗

俗话说中国人吃苦耐劳，在忍受疾病疼痛初期也表现出这样的"特质"了，有点小病小痛能扛就扛，对反酸、嗳气、恶心、呕吐、饱胀、胃纳差、黑便等不予重视，认为不是什么大问题，随便用点非处方药，熬一熬就没事了，不愿意到医院寻求正规治疗，甚至有的人做了胃镜检查认为医生表述的定期随访并不严重，也没有引起足够的重视，不进行正规随访和必要的治疗，而且在生活中仍不注意养胃，逐步导致胃发生癌变。

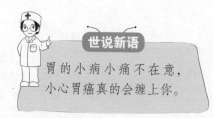

世说新语

胃的小病小痛不在意，
小心胃癌真的会缠上你。

出现哪些症状需要警惕胃癌

● 上腹部疼痛　最常见的症状。开始为间歇性的隐隐作痛，常常诊断为胃炎或胃溃疡等。

● 上腹部不适　多为饱胀感或烧灼感，明显感觉到胃部的消化不良。病情的后期，患者食欲不佳会表现为厌食，特别是厌恶肉类食物。

● 食欲减退、嗳气等消化不良症状　总是感觉到呕吐感，而且还会出现酸臭的气味，可能真的会呕吐出过夜的食物。

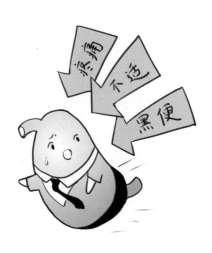

● 黑便或大便隐血阳性　如果在没有进食动物血、吃铋剂等药物的情况下出现了大便发黑，有些患者甚至会直接吐血出来，就应尽早去医院检查。

● 乏力、消瘦及贫血　这是常见而又不特异的胃癌症状。患者常常因食欲减退、消化道失血而出现乏力、消瘦等表现。

● 出现胃癌转移症状　胃癌转移至肝脏可引起右上腹疼痛，患者出现黄疸或发热；转移至肺，可引起患者咳嗽、呃逆、咯血，累及胸膜可产生胸腔积液而发生呼吸困难；侵及胰腺时，患者可出现背部放射性疼痛。

出现上述症状时，应及时到医院就诊。

世说新语

其实很多人早期胃癌没有症状，当出现这些症状时，已经是晚期胃癌了。

发现胃癌后，应该首先看哪个科

　　对于初次做胃镜发现胃癌的患者，建议在肿瘤内科门诊，由医生给予全面的检查和评价后提出方案，并和相应的内镜医生或外科医生讨论后制订治疗计划。如果是早期胃癌，可行内镜下切除或转外科手术；如果是进展期，可能先接受药物治疗（化疗），再决定是否手术；如果是晚期，可能需长期在肿瘤内科进行治疗。术后辅助治疗和随访都是一个长期而连续的过程，建议患者在专科医生指导下进行长期有计划的系统治疗。

世说新语

目前主要消灭"黑社会"的手段是手术、放化疗以及靶向治疗。千万别听信外面那些"癌症无需治疗""气功治疗"的鬼话，"黑社会"一旦兴起，必须坚决"打黑"！

得了胃癌，还能活多久

　　胃癌患者的生存预后与发现和治疗的时机有很大关系。大多数早期胃癌患者经腹腔镜或经胃镜就可以根治性切除病变，术后可以不用化疗，生存质量高，5年生存率超过90%。中晚期胃癌即使接受了以手术、化疗为主的综合治疗，5年生存率仍低于30%，患者还需要承受手术、化疗带来的身心伤害，预后差，生活质量也很低。因此，胃癌的关键在于早发现、早诊断、早治疗。

世说新语

　　早期胃癌如果可以内镜下或手术切除，可以如正常人一样生活。